EL ARTE DEL REIKI

GUÍA PRÁCTICA

TRATAMIENTOS DE REIKI

Por

Mauricio Cabrera Almarza

ISBN 9781731163042

EL ARTE DEL REIKI

GUÍA PRÁCTICA

TRATAMIENTOS DE REIKI

Por

Mauricio Cabrera Almarza

Contenido

AGRADECIMIENTOS...21

PRÓLOGO 23

ALGUNAS CONSIDERACIONES SOBRE REIKI 27

CRISIS DE SANACION 31

REPASANDO LOS CHAKRAS 37

TRATAMIENTOS DE REIKI (POSICIONES DE MANOS)...........61

    Absceso: 62

    Accidente:...62

    Acidez: 63

    Acné:..63

    Adicciones: 64

    Ahogos: 64

    Alergias: 64

    Alzheimer: 65

    Amigdalitis:...65

    Amputaciones: 66

    Andropausia:...66

    Anemia: 66

    Anestesia: 67

    Angina de pecho:...67

Angustia:...67

Anorexia: 68

Anoxemia: (disminución del oxígeno en la sangre, mal de altura, puna, sorochi)...68

Ansiedad:...68

Antibióticos: 69

Ántrax:...69

Apendicitis:...69

Aprender – Memorizar:...70

Arteriosclerosis:..70

Artritis:..70

Artritis Reumatoide:...71

Artritis Úrica o Gota: 71

Artrosis: 71

Asma:...72

Autoestima:...72

Bazo (molestias de): 72

Bazo (afecciones de tipo inmunológico): 73

Bilis (Zona Biliar):...73

Boca (Salud Bucal):...73

Boca (Quemaduras, Inflamaciones, Ampollas o Ámpulas): 73

Bocio:...74

Bochornos: 74

Bronconeumonía: 74

Bronquios: 75

Bulimia: 75

Bursitis: 75

Cabeza (dolores de): 76

Caída del cabello: 76

Cadera (molestias): 76

Cálculos renales: 77

Cáncer: 77

Cansancio: 78

Caries: 78

Catarro, Gripe: 78

Ciática: 79

Cervicales: 79

Cicatrices: 79

Circulación Sanguínea: 79

Cirrosis: 80

Cirugía: 80

Cistitis: 80

Colapso nervioso: 80

Colesterol: 81

Cólicos: 81

Colitis: 81

Columna: 82

Complejo de inferioridad: 82

Contracciones espasmódicas: 82

Corazón (ataque al): 83

Corazón (molestias de): 83

Corazón (presión del): 83

Corazón (Arritmia o Taquicardia): 83

Corazón (Angina de pecho): 84

Corazón (Hipertrofia): 84

Corazón (Opresión): 84

Crecimiento: 85

Creatividad: 85

Crisis de pánico: 85

Cuidado preventivo: 85

Debilitamiento: 85

Delgadez (Bajo peso): 86

Dentadura: 86

Dentición (bebes): 86

Dermatitis: 86

Depresión: 87

Desamparo (Sensación de): 87

Descanso: 87

Descarga eléctrica: 88

Desintoxicación: 88

Desmayo: 88

Desnutrición: 89

Diabetes: 89

Diarrea: 89

Digestión (trastornos de la): 90

Displasia Fibrosa: 90

Dismenorrea: 91

Disnea: 91

Dolores Articulares: 91

Dolores varios: 92

Drogas (adicción): 92

Eccemas: 93

Edema y moretones: 93

Edema pulmonar: 93

Embarazo: 93

Enfermedades crónicas: 94

Epilepsia: 95

Equilibrio (perdida del): 95

Erupciones en la piel: 95

Esclerosis Múltiple: 96

Espalda (dolores de): 96

Espasmos: 96

Espondilolistesis: 97

Estenosis Espinal: 97

Estomago (dolores del): 97

Falta de vitalidad: 98

Fiebre: 98

Flebitis: 99

Fracturas: 99

Frigidez: 99

Garganta: 100

Gastritis: 100

Glaucoma: 100

Gota: 101

Hematomas: 101

Hemorroides: 101

Heridas cortantes: 101

Hepatitis: 102

Hígado (molestias): 102

Hipo: 102

Hipertensión arterial: 103

Histeria: 103

Impotencia: 104

Infecciones: 104

Insomnio:...105

Laringe (molestia en la): 105

Leucemia: 105

Mareos: 106

Memoria (problemas de): 106

Meningitis:...106

Menopausia:..107

Miedo (a la gente): 107

Miedo: 107

Nariz: 108

Náuseas: 108

Neuralgias:...108

Nervios (ataques de): 109

Nuca (dolores de):..109

Oídos: 109

Ojos: 110

Ovarios: 110

Paperas:..110

Parto: 111

Piernas (molestias en las): 111

Pies (problemas en los): 111

Presión sanguínea alta: 111

Presión sanguínea baja: 112

Próstata: 112

Pulmonía: 112

Resfriados: 113

Respiración (problemas de): 113

Reumas: 113

Riñones: 114

Rodillas: 114

Ronqueras: 114

Senilidad: 115

Senos: 115

Sida: 115

Sinusitis: 116

Stress: 116

Tabaquismo: 116

Taquicardia: 117

Tartamudeo: 117

Torceduras: 117

Tos: 117

Trastorno Bipolar: 118

Vacío Estomacal (Sensación de): 118

Varices: 118

Vejiga: 119

DESCRIPCIÓN MÁS PROFUNDA DE ALGUNAS ENFERMEDADES Y SU TRATAMIENTO REIKI 121

ACROMEGALIA 122

ALERGIAS 125

ALZHEIMER 128

ANOREXIA 132

ANSIEDAD, FOBIAS Y ATAQUES DE PANICO 135

ARTERIOSCLEROSIS 137

ASMA 140

BULIMIA 142

CÁLCULOS RENALES 144

DOLOR CERVICAL 146

CIATICA 149

DEPRESION 152

DIABETES 156

DISPLASIA FIBROSA 158

DOLOR DE CABEZA - CEFALEAS 161

ADELGAZAR 165

COLESTEROL 167

ENDOMETRIOSIS 169

ENFERMEDADES REUMATICAS... 171

EPILEPSIA 174

ESCLEROSIS MÚLTIPLE... 180

ESTENOSIS ESPINAL 182

ESTREÑIMIENTO 184

FIBROMIALGIAS 186

GRIPE 188

HEMORROIDES 190

HERNIA DISCAL 192

HERNIA DISCAL CERVICAL.. 194

HÍGADO 197

HIPERTENSION ARTERIAL 199

HIPO.. 202

INFECCIONES VAGINALES 204

INFERTILIDAD 207

INSOMNIO 209

OJO HUMANO 212

OSTEOPOROSIS.. 214

PARKINSON... 216

PERDIDA DE CABELLO 219

PRÓSTATA 222

TRASTORNO BIPOLAR 224

VARICES 227

TROMBOSIS DE LA VENA HEPATICA 230

GLOSARIO 233

BIBLIOGRAFÍA 237

Para mi amada nieta Samantha

El Arte del Reiki es la medicina que

necesita el mundo enfermo.

El Reiki nos enseña a volver a la fuente

y nos ayuda a dejar atrás el egoísmo,

la mezquindad, la ira, la confusión

y los miedos.

Mikao Usui Sensei

AGRADECIMIENTOS

Un profundo agradecimiento a todos los que de una u otra forma son parte de este libro.

A mi familia, a mis pacientes y estudiantes de Reiki …

A los Reikistas que enseñan y comparten sus conocimientos y experiencias a través del mundo, a los terapeutas que trabajan concienzudamente por el bienestar de otros.

A los médicos, enfermeras y cuerpo sanitario que han compartido sus experiencias para la elaboración de este trabajo.

A Mikao Usui Sensei y a todos los Seres de Luz que iluminan e inspiraran en esta labor diaria de ser Reikista.

A todos y todas….

…Muchísimas gracias

PRÓLOGO

Si existe algo que disfruto en mis clases de Reiki es ver a mis estudiantes realizando su práctica, al comienzo, un poco nerviosos con temor a equivocarse en la manera de colocar sus manos. Al igual que un niño cuando da sus primeros pasos.

A medida que van tomando confianza, sus movimientos se van haciendo cada vez más sutiles y elegantes, casi como si estuvieran danzando en torno al paciente en el que practican. Ver como se iluminan sus rostros, como abren sus ojos sorprendidos frente a cada reacción del cuerpo del paciente.

Y la magia se produce, cuando terminada su practica el paciente les relata todo lo que sintió mientras se le practicaba Reiki. Es un mundo nuevo, que produce asombro y maravilla; que de nuestras manos salga esta perfecta y maravillosa Energía de Sanación. Ver esos rostros maravillados y sonrientes es como presenciar la más pura obra de Arte; el Reiki es un Arte en manos de esplendidos artistas. Un Arte Sanador.

Soy lo que se llama en occidente un Maestro de Reiki, aunque prefiero el título de profesor de Reiki (en lo personal considero ostentoso auto llamarse Maestro, a pesar de que lo indique un diploma o certificado) en lo particular reconozco como Maestros a Jesús, Buda, Mahoma, entre un grupo selecto de personajes históricos y la verdad dudo estar a esa altura. Mikao Usui creador para algunos o re-descubridor para otros del Reiki era y es llamado Sensei (profesor, el que transmite un conocimiento adquirido en el tiempo).

Bueno, académicamente mi formación es la de profesor; en mi caso en el idioma alemán, pero además estudie para ser Periodista en la Universidad; a pesar de haber desarrollado mi vida laboral en ambas áreas, desde hace años estoy dedicado a la práctica y enseñanza de Reiki; eso sí colocando al servicio de Reiki toda mi preparación académica tanto como profesor como la de investigador.

Hace tiempo que existía la inquietud de poder aportar al desarrollo y la difusión de Reiki, pensando principalmente en mis estudiantes y en los pacientes a quienes dedico en especial este presente libro.

El presente trabajo sobre la aplicación de Reiki según las diversas enfermedades y molestias más presentes en la vida diaria, es parte e inicio de una serie de publicaciones en las que humildemente quiero plasmar y compartir mis experiencias tanto en la aplicación como la enseñanza de Reiki, mis aprendizajes durante la práctica con pacientes y durante la maravillosa experiencia de enseñar.

Este trabajo es la recopilación de diversos tratamientos en diferentes escenarios; fundamentales han sido mis pacientes, pero también mis estudiantes con sus preguntas, inquietudes y el inestimable aporte de médicos, enfermeras y personal sanitario que han sido estudiantes de Reiki; pero de los cuales yo también me he nutrido con su experiencia y la manera de integrar técnicas milenarias de sanación como el Reiki y la medicina tradicional occidental o alópata.

En este libro encontrarás, una serie de tratamientos en las cuales nuestras manos jugaran un rol muy importante.

Se te indicará que posiciones utilizar a la hora de realizar un tratamiento; es importante recalcar que todos los tratamientos y posiciones indicadas son para ser usadas inmediatamente después de realizar las posiciones tradicionales de sus manos según como usted practique la imposición de manos con Reiki. Es decir, realiza la sesión de Reiki por la parte frontal del paciente y aplica las indicaciones que correspondan a la parte frontal que aparezcan en este libro según la enfermedad o molestia que estés tratando; lo mismo debes de realizar por la parte posterior del paciente; según lo requiera.

Por ejemplo, el tratamiento de los bronquios con Reiki es el siguiente:

Dar Reiki completo y posteriormente entregar Reiki en las siguientes posiciones:

- Manos bajo el pecho	-	Zona Pélvica
- Encima de las costillas		formando una V
- Hombros	-	Espalda
- Ojos	-	Riñones
- Senos nasales	-	Coxis
- Bazo – Páncreas		

Además, he querido incluir el desarrollo temático de algunas enfermedades, así como el tratamiento de estas con Reiki.

Recuerda usar los símbolos de Reiki dejados por Mikao Usui Sensei en tus tratamientos y si eres un Reikista Nivel Uno, utiliza tus manos y guíate por los tratamientos en este libro indicados.

Constantemente me gusta insistir en una premisa ética de todo reikista que es: NUNCA prometer sanación a un paciente; así como NUNCA instigar a que este, deje de lado un tratamiento indicado por un facultativo médico, muy por el contrario, insistir que nuestro paciente visite regularmente a su médico de cabecera o de especialidad y nosotros realizaremos en forma paralela o complementaria nuestras sesiones.

Espero muy de corazón que este trabajo de recopilación de tratamientos sea un aporte para tus sesiones y para el desarrollo de nuestra actividad; sin olvidar jamás que nuestra principal herramienta de trabajo además de nuestras manos es indudablemente nuestra intuición; es ella nuestra principal guía a la hora de aplicar Reiki.

Insto también a los terapeutas de Reiki de corazón a que se instruyan, lean, aprendan, conozcan sobre el cuerpo humano, sus órganos y funciones, sean humildes en el aprendizaje y al compartir lo que saben. No pretendas tener todas las respuestas, escucha tu Yo Interior, sigue tu Intuición.

Como escribió alguna vez el filósofo y escritor Eric Hoffer:

"En tiempos de cambio, quienes estén abiertos al aprendizaje se adueñarán del futuro, mientras que aquellos que creen saberlo todo estarán bien equipados para un mundo que ya no existe"

Un abrazo afectuoso a ti y a cada uno, estimados eslabones de esta maravillosa cadena llamada Reiki.

ALGUNAS CONSIDERACIONES SOBRE REIKI

No he querido dejar de incluir algunas consideraciones sobre Reiki y su práctica; todo esto motivado por consultas tanto de estudiantes como de pacientes. Por alguna razón la práctica y enseñanza de Reiki en occidente se ha "contaminado" de una serie de mitos y creencias que muchas veces terminan por alejar a pacientes, facultativos y quienes tienen inquietudes por conocer y aprender de esta técnica terapéutica y de otras.

Reiki no puede ser utilizado para el mal, si se utilizara, sencillamente no funcionaría.

Reiki no impone dogmas de fe o filosóficos

Reiki es una energía inteligente siempre va allí donde es necesario.

Reiki no usa tu energía, después de iniciarte podrás usar Reiki a tu antojo y no perderás tu energía corporal.

El practicante de Reiki es un mero canal de energía o como me decía un estimado Maestro chileno somos un "cable pelado" conductores entre la Energía y el paciente, no decidimos cuanta energía entregar o cuánto debe recibir el paciente o hacia donde va.

Tampoco sanamos a nadie, es el paciente quien decide qué hacer con la energía que le proporcionas a través de tus manos. El único sanador es el propio paciente y la relación y decisión de sanarse que establece con la Energía que es conducida a través nuestro hacia él o ella.

Reiki no es un acto mental, no es necesario concentrarse para hacer Reiki. Más que estar concentrados debemos de estar pendientes de nuestro paciente, atentos a sus reacciones y/o necesidades.

En Reiki lo importante no son las sensaciones físicas que este te produce, lo importante son los resultados que obtienes.

Muchos practicantes de Reiki buscan sentir sensaciones y como no podemos desconocer que estás se presentan en diversas maneras; si no tenemos bien puestos los pies en la tierra y nos olvidamos que estamos solo ayudando en el proceso de sanación del paciente, podemos caer en la tentación (que por lástima se da más seguido de lo que pensamos) de sentirnos seres especiales, iluminados o tocados por el dedo de Dios.

Cuando nos llegamos a sentir que estamos en un estado superior a otros por las vivencias o sensaciones que estamos experimentando durante las sesiones de Reiki; es solo nuestro Ego que se manifiesta y nos engaña con un discurso que busca solo satisfacer la necesidad de reconocimiento.

Es necesario que algunos practicantes y Maestros de Reiki se bajen de la nube y asuman el rol y obligación que Reiki nos impone; ser humildemente el canal por el cual la Energía Sanadora llegará a nuestro paciente. Invito a revisar la verdadera motivación que existe a la hora de practicar esta maravillosa técnica, nos mueve el impulso por ayudar a otros o nos mueve la necesidad de satisfacer nuestras ansias de reconocimiento, nuestro deseo de sentirnos importantes y/o iluminados.

Ser un practicante de Reiki no te da ningún mérito espiritual particular. La gente puede tratar en alguna ocasión de convertirte en su Gurú o líder espiritual, rechaza dulcemente esa posibilidad.

Puedes llegar a sentirte impresionado contigo mismo pero que no se te olvide, que cuando veas los efectos maravillosos en un tratamiento, estos no son a causa de tú mérito personal o participación, sino que son a causa del Reiki.

Una de las primeras cosas que hay que entender que cuando un paciente se somete a una sesión de Reiki, el terapeuta no es quien lo sana. El terapeuta es un mero canal de energía; lo que el paciente haga con esta energía no es resorte del terapeuta.

Nunca intentes forzar la curación en nadie. No eres quien deba decidir qué es lo mejor para la otra persona. Puede ser una tentación, particularmente cuándo hay que tratar con vicios o actitudes, tratar de imponer lo que debe hacer el otro, recuerda (una vez más) no somos guías espirituales, ni gurúes, no dictamos ni juzgamos normas de conductas, en nuestra actividad respetamos el uso del libre albedrío del paciente.

Reiki es unidireccional, la energía sale de tus manos hacia el paciente; pero la energía del paciente no entra en contacto contigo. Tampoco tu energía personal llega al paciente. Cuando haces Reiki, Reiki es lo que sale de tus manos.

No puedes recibir una sobredosis de Reiki. Cuando la zona comprometida del cuerpo se reequilibra la energía deja de fluir o se dirige hacia otra zona que la requiera.

El terapeuta no diagnóstico, ni hace comentarios sobre el estado del paciente; aquello es responsabilidad exclusiva del médico, en este aspecto debemos de ser especialmente cuidadosos, pues, aunque la experiencia nos vaya dictando ciertos patrones que podrían inducirnos a ser capaces de detectar alguna enfermedad u órgano dañado, principalmente si usamos la técnica del Bio-Sen Ho, nuestra responsabilidad es derivar o aconsejar a nuestro paciente que vea un especialista.

Insisto, si NO eres un facultativo médico NUNCA diagnostiques, no des instrucciones médicas y nunca sugieras que alguien descontinué las medicinas u otro tratamiento. Puedes colocar en juego la vida de tu paciente.

Abstente de prometer sanar o curar, esto no está bajo tu control, la gente tiene el derecho de escoger si acepta o no la posibilidad de curación. Recuerda siempre la prevalencia del libre albedrio del paciente. Créeme que entiendo la frustración que se siente como terapeuta, que significa el saber que una terapia de Reiki traerá solo beneficios a un paciente determinado y este rechaza su posibilidad de curación energética o cuando los padres rechazan esta posibilidad a sus hijos enfermos movidos por prejuicios o creencias religiosas.

El número mínimo de sesiones es cuatro para atender a un paciente o hablar de un tratamiento de Reiki, estas sesiones se pueden extender dependiendo de las necesidades del paciente y de lo delicado de su enfermedad.

Pero aun así no debemos de coaccionar la posibilidad de decisión del paciente, el propio paciente es el que tiene la última palabra; prestemos orientación en último caso.

Respeta la confidencialidad de tu paciente. No repitas nada de lo que captas durante un tratamiento o de tus percepciones intuitivas al paciente, no lo condiciones.

Cuando uses historias de ejemplos y casos, cerciórate que los implicados no puedan ser identificados.

Usa tu intuición.

Nunca asumas que otro desea ser curado, aunque ellos hayan dicho que si lo desean. No pienses en curar a nadie; permite apenas que la Energía trabaje.

No juzgues la eficacia, la energía trabaja. Los resultados no pueden ser obvios inmediatamente, aunque en algunos casos se evidencian cambios desde la primera sesión. La energía de Reiki continúa trabajando largo tiempo después que la sesión termina. Honra la energía, a ti mismo como canal, a la intención y al receptor para el trabajo efectuado.

Cada vez que el terapeuta haga Reiki, la Energía Universal estará entrando por su Chacra Coronilla y saliendo por sus manos. La mayor parte de esta energía la recibe el paciente, pero mucha queda en el cuerpo del terapeuta, de manera que cada vez que realiza Reiki el terapeuta a alguna persona también se estará haciendo Reiki así mismo.

Durante y posterior a una sesión, el paciente puede sufrir lo que se llama una "Crisis de sanación" en la que el paciente en algunos casos pueda sentir un exacerbamiento de los síntomas de su enfermedad. Esto en general se acoge como un éxito, ya que significa que el paciente está reaccionando al Reiki y está mejorando.

CRISIS DE SANACION

Muchos pacientes de Reiki tras recibir sus primeras sesiones experimentan unos cambios en su organismo que pueden resultar verdaderamente molestos. Esto también sucede en alumnos de Reiki tras recibir una Iniciación.

Es habitual que una persona que desconoce el mundo del Reiki, un día decida hacerse una sesión para probar, y que en los días siguientes a la sesión puedan tener una serie de molestias y sensaciones; como por ejemplo sensación de náuseas, incluso vómitos, diarrea, dolor de garganta o espalda; así también una exacerbación de alguna molestia o dolor ya existente. He tenido pacientes que han acudido a mi consulta para tratar con Reiki un dolor de cabeza y se han ido con una jaqueca.

También existen manifestaciones de carácter más emocionales como estados de euforia, melancolía, híper-sensibilidad o enojo y van variando durante el día o semanas sin un motivo aparente.

El problema se presenta cuando a nuestro paciente no le advertimos de que este tipo de situaciones se pueden presentar durante y posterior a una sesión y/o tratamiento de Reiki. Por lastima esta situación es más habitual de lo imaginado perjudicando el desarrollo de un tratamiento; cuando no le informamos a nuestro paciente sobre la Crisis de Sanación este piensa que Reiki le ha hecho mal y que no tan solo no le ha sido benéfico, sino que le ha causado una serie de trastornos.

Resultado, el paciente abandona su tratamiento y no tan solo eso, le cuenta a sus más cercanos de la ineficacia de Reiki apartando a otros de la posibilidad de sanarse o de mejorar su situación.

El que muchas personas sientan aprensiones a la hora de tomar sesiones de Reiki o dejen sus tratamientos es de responsabilidad de los propios reikistas que no previenen a sus pacientes de los síntomas y manifestaciones de la llamada Crisis de Sanación.

¿Pero que es en realidad esta Crisis de Sanación?

Una Crisis de Sanación es un proceso que se activa en nuestro ser, mediante el cual nuestro cuerpo físico libera toxinas acumuladas en nuestros órganos y nuestro cuerpo mental-emocional libera emociones o pone de manifiesto patrones de pensamiento que nos son nocivos. Dicho de otra forma, es un proceso de limpieza interna, de destapar viejas cañerías que se encontraban tapadas u obstruidas por recuerdos, emociones, situaciones de dolor, etc. que dañan nuestro organismo con un efecto acumulativo.

No debemos olvidar que la raíz de la mayor cantidad de enfermedades es de origen emocional y mental. Las memorias que se encuentran en nuestro subconsciente y que no han sido liberadas o resueltas terminan por manifestarse en nuestro presente originando las más diversas situaciones que comprometen nuestra salud.

Hay que recordar que Reiki actúa en forma simultánea en los cuatro aspectos que conforman un ser humano, los aspectos físico, mental, emocional y espiritual. Y que cuando estamos   practicando Reiki; la Energía realiza su trabajo de equilibrarnos en todos estos aspectos. La Energía es inteligente y sabe dónde dirigirse, es por ello que se presenta esta llamada Crisis de Sanación.

Para llenar una taza de té, esta tiene que estar previamente vacía. Si esta taza no se encuentra vacía y le echamos té, la taza se desbordará porque su capacidad de contención se verá rebalsada.

Esto es justamente lo que le ocurre al ser humano, acumula y acumula a lo largo de su vida y nunca desocupa esta taza, al final siempre termina rebalsándose y el cuerpo físico es el primero en manifestar este desborde a través de las más diversas enfermedades o dolencias.

Algunos síntomas físicos que podemos experimentar durante una Crisis de Sanación:

• *Incremento de la sudoración.* Una forma que tiene nuestro cuerpo de expulsar toxinas es a través del sudor. Durante este proceso podemos experimentar un aumento importante de este, así como la presencia de un olor más intenso. Recomendación es lavarse solo con agua y evitar el uso de jabones o detergentes desodorantes que impidan su manifestación natural.

• *Aumento de la micción.* Otra vía de escape de toxinas es a través de la orina. En una Crisis de Sanación expulsamos toxinas también a través de la orina. Esto lo podemos notar en un cambio en ella, podemos observar cambios en el color, el olor y la cantidad. Si nos encontramos en este caso dejaremos que el proceso siga su curso.

• *Incremento de las deposiciones.* A través de las defecaciones nuestro cuerpo también se libera de toxinas. Durante este proceso podemos sufrir un ligero aumento en el número de evacuaciones. Así como un cambio en el aspecto, el color, el olor y la consistencia de las fecas. En algunos se pueden presentar cuadros de indigestión fuerte, la recomendación es mantenerse lo más hidratado posible con el consumo de agua filtrada o mineral.

• *Erupciones en la piel.* Se puede dar el caso también de que nos aparezcan sarpullidos o irritaciones en la piel, llagas en los labios, así como granitos parecidos al acné. Se trata de otra vía más de escape. Si nos encontramos en este caso, la recomendación va dirigida a no usar producto químico alguno y dejar que la naturaleza haga su trabajo, recordemos que estas manifestaciones son transitorias.

• *Vómitos.* Este caso es menos frecuente, pero en algunos pacientes se pueden presentar. Es una forma más agresiva de eliminar las toxinas. De todas maneras, no preocuparse y dejar que siga su curso, en otros casos se presenta como simples sensaciones de nauseas sin llegar al vómito. En el caso de presentarse algún cuadro de vómito, importante es hidratarse.

• *Síntomas de resfrío.* Para la eliminación de toxinas del sistema respiratorio podemos sufrir síntomas parecidos a un resfriado o gripe. Esto se puede presentar con un aumento de la mucosidad, dolor de garganta, tos seca, algunos episodios de afonía o disfonía. Recomendamos que el proceso se desarrolle en forma natural evitando cortarlo con medicamentos ya que estos no funcionarán en este caso. Dichos síntomas irán desapareciendo solos.

• *Dolores de cabeza.* La eliminación de toxinas del cuerpo puede producirnos un dolor de cabeza intenso. Podemos tratar de eliminar el dolor con algún tipo de analgésico; pero el dolor no desaparecerá totalmente, lo recomendable es dejar que este se desaparezca en forma natural y que el cuerpo termine su proceso de eliminación de toxina, por muy desagradable que sea este síntoma. Podemos combatirlo con alguna infusión de menta y melisa o toronjil.

• *Fiebre.* El cuerpo utiliza la fiebre para quemar toxinas. Este proceso dura pocos días y no se debe frenar a no ser que la fiebre sea muy elevada, siendo esto último no muy habitual. En caso de presentarse un cuadro como este, colocar compresas frías al paciente, una vez más recalco que estos síntomas son solo transitorios.

Síntomas mentales-emocionales que podemos experimentar durante una Crisis de Sanación:

• *Ira.* La ira se acumula en el hígado. Si tenemos mucha ira acumulada que no hemos expresado correctamente puede ser que se nos manifieste tras recibir Reiki. Si nos encontramos en este caso intentaremos canalizar esa ira, rabia o enojo en algo positivo o simplemente realizando alguna actividad física que implique un gran despliegue energético, en cualquier caso, nunca descargues tu rabia contra otra persona.

• *Dolores del pasado.* Puede ser que tras recibir un tratamiento o una iniciación de Reiki se nos despierten algunos dolores del pasado que creíamos ya curados. Esto se debe a que no quedaron plenamente sanados en el pasado y ahora vuelven a aparecer porque ven una buena oportunidad de ser curados de forma definitiva.

• *Tristeza.* La tristeza se acumula en los pulmones. Si tenemos mucha tristeza acumulada puede ser que pasemos algunos días tristes. Solo necesitamos comprender que sacar estas emociones forma parte del proceso de curación.

• *Miedo.* El miedo se acumula en los riñones. Si hemos sufrido de mucho miedo en el pasado y aún sentimos esos miedos; es porque se encuentran acumulados en nuestros riñones y es posible que después de recibir Reiki se manifiesten con molestias en esta zona. La Crisis de Sanación nos manifiesta que estos miedos están siendo liberados y debemos de tener paciencia.

• *Odio.* El odio se acumula en el corazón o zona del cuarto chakra. Puede ser que durante los días que dura la Crisis de Sanación se nos manifieste ciertos grados de odio hacia otras personas o situaciones. Puede que sintamos pasadas esta sensación, el impulso de arreglar las situaciones de conflicto que podamos tener con nuestros seres más cercanos.

• *Ansiedad.* La preocupación o la ansiedad se acumulan en el estómago. Durante los días que dure el proceso de sanación se pueden manifestar algunas de estas emociones acumuladas en el estómago. Vivir en el aquí y ahora nos ayuda a no dejarnos dominar por nuestras preocupaciones y ansiedades.

Esta es la descripción de algunas de las sensaciones tanto físicas como mentales – emocionales que se podrían presentar posteriormente a una sesión de Reiki; como cada realidad y cada paciente es distinto entre sí y no habiendo una regla general, existe una infinidad de posibilidades y experiencias al respecto.

REPASANDO LOS CHAKRAS

A continuación, realizaremos un pequeño repaso a los Siete Chakras principales y su relación tanto física como mental en nuestro organismo, entendiendo que en el cuerpo energético encontramos miles de canales de energía (nadhis). Cuando estos nadhis se juntan en un punto forman centros de energía y éstos son los chakras.

Se calcula que en nuestro cuerpo hay miles de chakras.

Chakra es una palabra sánscrita que significa rueda o vórtice y haré referencia a los siete centros de energía que componen nuestra consciencia y nuestro sistema nervioso.

Estos chakras o centros de energía, funcionan como bombas o válvulas y regulan el flujo de energía a través de nuestro sistema energético.

Los chakras no son físicos. Son aspectos de nuestra conciencia, como el aura

Los chakras son más densos que el aura, pero no tanto como el cuerpo físico y cada Chakra principal están en directa relación con cada una de las capas del aura.

Los chakras se relacionan con el cuerpo físico a través de dos intermediarios principales: el sistema endocrino y el sistema nervioso.

Cada uno de los siete chakras está asociado a una de las siete glándulas endocrinas, y a su vez con un grupo de nervios llamados plexos. De este modo, cada chakra puede asociarse a partes y funciones concretas del cuerpo controladas por el plexo o por la glándula endocrina asociada a dicho chakra.

Los chakras no solo representan partes concretas de tu cuerpo físico, sino también zonas concretas de tu conciencia.

 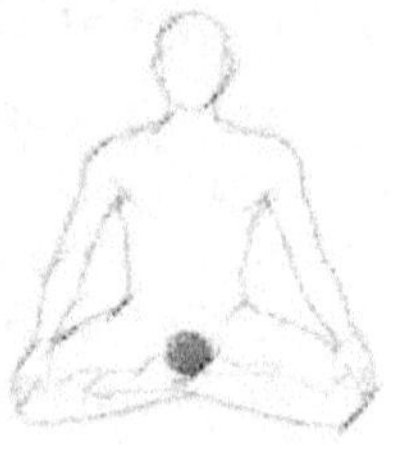

Chakra básico o Muladhara gobierna nuestra capacidad de estar asentados en la realidad. Su elemento es la tierra y su color el rojo.

Primer Chakra / Muladhara

Conocido como chakra raíz o Muladhara y está situado en la zona del perineo, el punto localizado entre el ano y los órganos sexuales.

Este primer chakra tiene una naturaleza muy física y terrenal. De hecho, es el más denso de los siete chakras y vibra con la vibración más lenta debido a su conexión con el cuerpo físico.

Está asociado con la supervivencia y con el elemento tierra. Tiene que ver con la salud física, la estabilidad, el arraigo y la existencia terrenal, con aquellas necesidades humanas más básicas.

Se puede decir que es nuestra raíz, aquello que nos da arraigo física y emocionalmente. Es la energía que nos provee la sensación de tener las necesidades básicas satisfechas, del cuidado del cuerpo, la estabilidad material y la seguridad emocional primordiales.

Áreas del cuerpo vinculadas al primer chakra

Intestinos, recto, piernas, pies, huesos, sangre, suprarrenales, piel y la base de la columna.

Edad en la que se desarrolla

Se suele desarrollar entre el nacimiento y los 5 años.

Color del primer chakra

El color con el que se asocia es el rojo.

Funciones del primer chakra

Una de sus funciones principales es conectar con la tierra y estabilizar.

Sin esta conexión esencial con la tierra, la persona se sentirá desconectada de su entorno y emocionalmente perdida. Del mismo modo, una persona con un chakra básico muy dominante suele ser profundamente materialista, abiertamente sexual, muy terrenal y con poca imaginación y creatividad.

Otra función esencial del primer chakra es enviar energía hacia arriba por la línea de los chakras.

Por tanto, cuando este chakra, debido a algún bloqueo o falta de desarrollo, no llega a cumplir su función con normalidad, el segundo chakra, que es el más cercano, tampoco funcionará bien, pues no recibirá suficiente energía y se verá comprometido.

El primer chakra está conectado con la supervivencia física y se activa mucho cuando la persona afronta algún peligro, por lo que, ante un mal funcionamiento del mismo, la persona puede verse acosada por temores con respecto a su supervivencia física. También le podría resultar difícil cuidar de sí misma, tanto física como emocionalmente.

Psicológicamente está relacionado con nuestra madre.

Sistema glandular asociado: Adrenales o suprarrenales

Las glándulas suprarrenales son dos y de secreción interna, de formas piramidales y situadas una a cada lado de la cavidad abdominal por encima del sector superior de ambos riñones, de 30mm de altura, 45mm de ancho y 6 mm de grosor. Sí juntamos ambas glándulas su peso no es mayor a 8 grs; siendo la glándula suprarrenal derecha un poco más pequeña que la de la izquierda.

Su función consiste en regular las respuestas al stress a través de la síntesis principalmente de cortisol y adrenalina.

Las hormonas producidas por estas glándulas son:

-	Glucorticoides (acción anti inflamatoria, anti alérgica y afecta la presión arterial).

-	Mineralcorticoides (acción reguladora del sodio y el potasio a nivel de los riñones, pero también actúa en las glándulas que producen saliva, sudor y en el tracto intestinal).

-	Sexuales (estas hormonas que en una mínima forma son elaboradas por las glándulas suprarrenales en relación a las elaboradas por las sexuales son químicamente iguales y ejercen la misma función.

-	Adrenalina y Noradrenalina (estas hormonas son iguales a los neurotransmisores siendo la acción biológica de estas vertidas directamente en el torrente sanguíneo)

 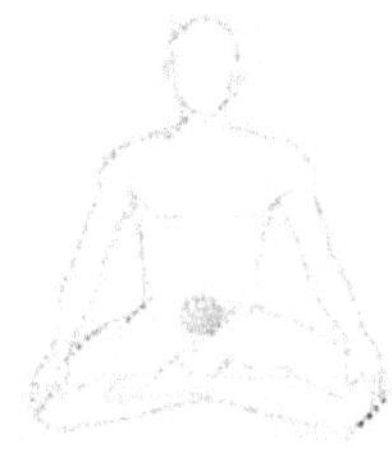

Chakra sacro o Svadishthara gobierna todas las formas de creatividad. Su elemento es el agua y su color el naranja.

Segundo Chakra / Svadishthara

Subiendo por el cuerpo desde el primer chakra o básico llegamos al segundo, conocido como chakra sacro o Svadishthara.

Su situación exacta es dos a tres dedos por debajo del ombligo.

No vibra tan lentamente como el básico, pero es uno de los tres chakras asociados al aspecto más físico, junto con el primer y tercer Chakra.

Es el chakra que nos permite abrirnos al fluir de la vida. Está relacionado con la sexualidad y las emociones. Su elemento es el agua.

Un equilibrio del segundo chakra se representa en la sensibilidad y la receptividad. Constituye una apertura hacia las experiencias de la vida, hacia el asombro permanente, hacia la magia de aquello que se tiene alrededor, la aceptación del cambio y el disfrute de las experiencias sensoriales. Por esto, se concibe como el chakra de la sensualidad y de las emociones vividas de una manera sana y gratificante.

Áreas del cuerpo vinculadas al segundo chakra

Caderas, genitales, órganos reproductivos, riñones y vejiga. Sistemas urinario y reproductivo, próstata,

Edad en la que se desarrolla

Se suele desarrollar entre los 3 y los 8 años de edad.

Color del segundo chakra

El color con el que se asocia es el naranja.

Funciones del segundo chakra

El chakra sacro está predominantemente conectado con nuestra creatividad en todas sus formas. Rige nuestra capacidad de reproducirnos, por lo que está relacionado con la concepción y el nacimiento, y con nuestra capacidad de crear con la imaginación.

Los bloqueos de este chakra se manifiestan físicamente como problemas reproductivos (tales como dificultades con la menstruación o la incapacidad de concebir), problemas sexuales (como la frigidez o la adicción al sexo) o también se pueden manifestar dolencias de la vejiga y los riñones.

Otro factor conectado con este chakra es nuestra actitud hacia el cambio y el movimiento, sea físico o metafórico. Un chakra sacro bloqueado o débil puede producir una rígida resistencia al cambio o una falta de flexibilidad en el cuerpo, como rigidez en la espalda y en las caderas.

Sistema glandular: gónadas

Tanto las gónadas masculinas (testículos) y las gónadas femeninas (ovarios) además son glándulas de secreción interna. En el caso de las masculinas es la formación y maduración de los espermatozoides y de las femeninas la formación y maduración de los óvulos además de la endocrina mediante la producción de hormonas en ambos casos.

Hormonas del testículo: Andrógenos (testosterona) y estrógenos (estradiol y estrona). La testosterona incrementa la libido, además es responsable del desarrollo de los órganos genitales masculinos y de los caracteres sexuales secundarios y es indispensable para los fines del espermatogénesis.

Hormonas del ovario: Andrógenos (testosterona) y estrógenos (estradiol y estrona) y gestágenos (progesterona).

Los estrógenos ejercen su actividad sobre la mucosa útero vaginal y determina las variaciones morfológicas del ciclo menstrual e influye en el desarrollo de los caracteres sexuales secundarios. La progesterona tiene como principal función la de preparar la mucosa del útero para la nidación y nutrición del huevo fecundado. Por otro lado, la testosterona aumenta la libido.

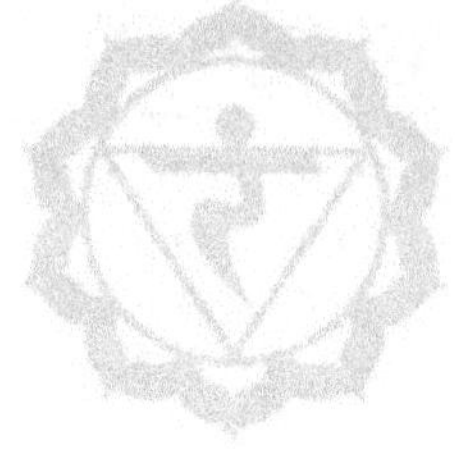 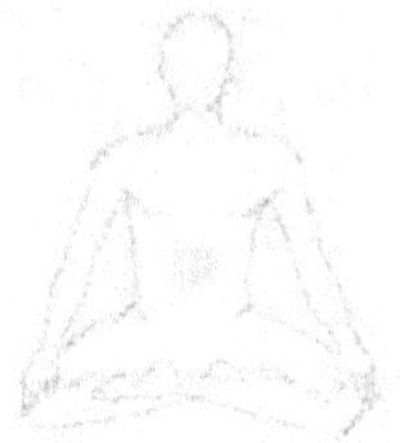

Tercer Chakra / Manipura (Gema brillante)

Este chakra también se conoce como chakra plexo solar o manipura.

Junto a los dos chakras anteriores está totalmente conectado con nuestra parte física, aunque su velocidad de vibración es algo más rápida.

Se encuentra en el plexo solar, la parte superior del abdomen, debajo del esternón.

Ahí es donde registramos y almacenamos las emociones. Muchos somos conscientes de nuestro tercer chakra ya que reaccionamos enérgicamente a los estímulos emocionales. Por ejemplo, podemos sentir mariposas en el estómago cuando estamos nerviosos, o sentir que nuestro estómago da un salto mortal cuando sufrimos una conmoción.

Sus funciones se relacionan con el sistema digestivo y simbólicamente, con el fuego interior de cada uno. Su elemento es el fuego, que es transformador.

El tercer chakra tiene que ver con el poder personal. Se refleja en asumir la propia vida, en la capacidad de acción y autoafirmación ante el mundo.

Es el centro energético relacionado con la confianza en uno mismo. Con el impulso que nos ayuda a tomar decisiones y enfrentarnos a los riesgos, establecer límites y necesidades ante nosotros mismos y los demás, y que nos da voluntad de logro. Tiene que ver con los principios sobre los que decidimos vivir.

Áreas del cuerpo vinculadas al tercer Chakra:

Estómago, hígado y vesícula biliar, páncreas, sistema nervioso vegetativo.

Edad en la que se desarrolla

Entre los 8 y los 12 años de edad

Color del tercer chakra

Amarillo

Funciones del tercer chakra

Este chakra se asocia con nuestra voluntad, motivación e impulso.

Aquí es donde somos conscientes de nuestro poder (o de la ausencia de él), y donde nos sentimos libres de ser nosotros mismos, o sentimos que nuestra individualidad está bloqueada por algún motivo.

El chakra plexo solar determina si vamos a poder hacer frente a quienes tratan de dominarnos, si nos hundimos y dejamos que nos pisoteen, o si somos nosotros los que abusamos de nuestro poder.

Un plexo solar que no funcione bien puede hacer que nos sintamos inseguros e incapaces de afrontar los retos de la vida. Podríamos limitarnos a ir tirando, dejando que otros tomen decisiones por nosotros y tomando muy pocas veces la iniciativa.

Como el chakra plexo solar almacena nuestras emociones, puede cobijar muchas emociones difíciles que podrían acabar enfermándonos si no nos libramos de ellas. Aquí podemos tener almacenados sentimientos de amargura, resentimiento, indisposición, arrogancia o furia, y pueden acabar produciendo dolencias físicas en las zonas del cuerpo regidas por este chakra.

Sistema glandular: Páncreas

Es una glándula que se encuentra detrás del estómago y tiene forma de martillo; además su tamaño es de unos 15 cms de longitud siendo considera una de las glándulas grandes.

Hormonas del páncreas:

-        Insulina, esta hormona determina una disminución de la lucosa hemática y acelera su metabolismo, además obstaculiza la glugogenólisis. La carencia de esta hormona puede determinar la diabetes mellitus.

-        Glucagón, esta hormona determina un aumento en la glucemia y acelera la división del glucogeno.

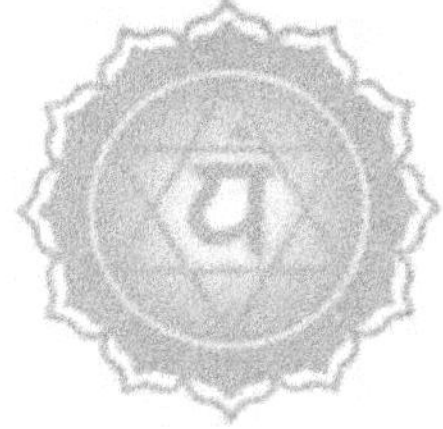 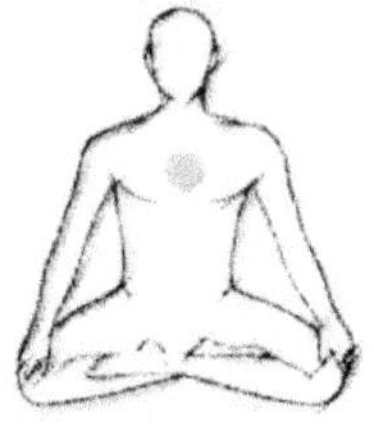

Chakra corazón o Anahata es desde donde enviamos amor incondicional. Su elemento es el aire y su color verde

Cuarto Chakra / Anahata (Intacto)

El cuarto chakra, chakra corazón o anahata, está situado en medio de nuestro cuerpo, y por tanto nos proporciona un vínculo esencial entre nuestras cualidades humanas (regidas por los chacras básico, sacro y plexo solar), y nuestras cualidades espirituales (regidas por los chakras garganta, entrecejo y coronario).

El cuarto chakra está situado en el centro del pecho, ligeramente a la derecha del corazón físico.

Su elemento es el aire y está relacionado con las vías respiratorias. Nos empodera y revitaliza con la fuerza del amor: la compasión, la unión con todo lo que se manifiesta en el mundo como energía divina, la armonía, el amor de pareja y de familia, la amistad, el amor hacia nosotros y la conexión con la existencia.

Áreas del cuerpo vinculadas al cuarto chakra

Corazón, piel, manos, corazón, pulmones, sistema inmunitario, sistema circulatorio y nervio vago.

Edad en la que se desarrolla

Entre los 12 y los 16 años de edad

Colores del cuarto chakra

Tiene dos colores, rosa y verde, siendo el verde el color predominante.

Funciones del cuarto chakra

El cuarto chakra gobierna nuestra capacidad de amar a los demás de la manera más pura y compasiva posible. Es el chakra del amor incondicional, y del amor dirigido a la totalidad del universo, en lugar de a una persona particular. Solemos decir que alguien "dice o hace las cosas de corazón", y cuando es así, esa persona está funcionando a través de su cuarto chakra.

Cuando el chakra corazón funciona bien, la persona es cálida, compasiva y empática. Puede sentir cierta atracción por las artes curativas o por algún otro tipo de servicio a la humanidad.

Cada uno de los chacras tiene que poder abrirse y cerrarse de acuerdo con las circunstancias, y si el chakra corazón está abierto permanentemente, conducirá al agotamiento emocional, porque la persona es incapaz de cerrar sus emociones y está permanentemente "disponible" para los demás. Por el contrario, si el chakra corazón no se abre adecuadamente, la persona tendrá dificultades para perdonar a los demás y ofrecerles amor incondicional. Tal vez retenga su afecto como resultado de la pena o la amargura.

Sistema glandular: Timo

Esta glándula tiene forma piramidal y está constituida de dos lóbulos; derecho e izquierdo y se ubica detrás de la porción superior del esternón y en ocasiones se prolonga hasta la región baja del cuello.

Al nacer el timo se encuentra más desarrollado que en la edad adulta, creciendo hasta la pubertad y a partir de ese momento inicia una lenta involución. A pesar de ello en la edad adulta es posible encontrar restos funcionales de este órgano involucionado.

Hormonas del timo:

-        Hormona tímica, extraordinariamente importante en el funcionamiento del sistema inmunológico. Es capaz de modificar a los linfocitos procedentes de la médula ósea en linfocitos maduros T, agentes de una variedad de respuesta inmunológica eficaz, llamada respuesta celular que permite luchar contra algunas enfermedades infecciosas.

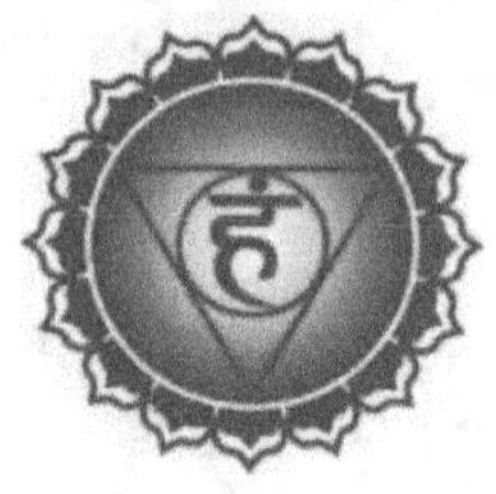 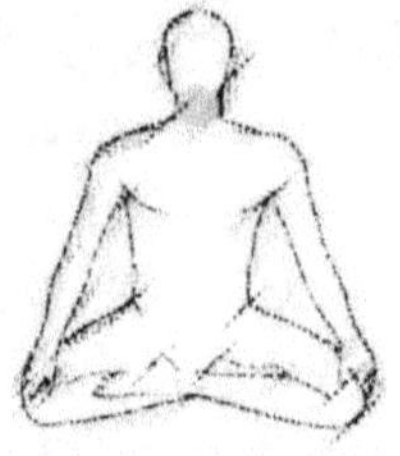

Chakra garganta o Vishuddha gobierna la capacidad de comunicar nuestros pensamientos. Su elemento es el éter y su color azul claro, medio o turquesa.

Quinto Chakra / Vishuddha

El quinto chakra, chakra garganta o Vishuddha, rige la comunicación y la autoexpresión en todas sus formas. Esto quiere decir que gobierna nuestra capacidad o nuestra falta de capacidad de decir lo que realmente pensamos y de ser verdaderamente honestos, tanto con nosotros mismo como con los demás.

El primer chakra de nuestro ser espiritual, está relacionado con la purificación, que nos ayuda a encontrar nuestro camino hacia la conciencia y con la voz de nuestro espíritu.

Está ubicado en la garganta y su elemento es el éter.

Es el centro energético de la creatividad y la comunicación, por lo que es la energía que se activa con la escritura, el canto, el expresarse con claridad y saber escuchar.

También se asocia con el sonido y con el poder sanador de las vibraciones, de donde se origina la energía de todo lo que se manifiesta.

Este chakra se desarrolla hacia el final de la adolescencia, que suele ser una época de autodescubrimiento en la que estamos aprendiendo a separarnos de nuestros padres y a desarrollar nuestras propias ideas con respecto a la vida.

Áreas del cuerpo vinculadas al quinto chakra

La laringe, voz, bronquios, parte superior del pulmón, el cuello, la garganta, la mandíbula y sus dientes.

Edad en la que se desarrolla

Entre los 16 y los 21 años de edad.

Color del quinto chakra

Azul claro, medio o turquesa.

Funciones del quinto chakra

Si no podemos comunicarnos con los demás, sentimos que hay algo muy importante que está ausente en nuestras vidas.

Puede haber muchas razones emocionales que expliquen esta incapacidad de expresarnos, como la preocupación de que se nos vaya a criticar si formulamos lo que pensamos, o que nuestras ideas no estarán a la altura de las de otra gente y serán ridiculizadas.

También podríamos creer que nuestras palabras tienen tanto poder que, si realmente decimos lo que pensamos, destruiremos a otros.

Es posible que hayamos crecido en una familia en la que existía el acuerdo tácito de no expresar las cosas directamente para no ofender, y donde se recurría a utilizar indirectas en lugar de decir las cosas abiertamente. El chakra garganta está implicado en todas estas situaciones y en muchas otras.

Por otro lado, un quinto chakra excesivamente desarrollado puede producir un parloteo incesante en el que no se diga nada importante. En este caso, la persona está tratando de tapar el silencio con palabras, quizá porque tenga miedo de lo que podría ocurrir si se permitiera pensar.

Los problemas físicos conectados con un mal funcionamiento del quinto chakra pueden incluir dolores de garganta, ronquera y una glándula tiroides sobre o subactivada.

Sistema glandular: Tiroides y paratiroides.

Glándula Tiroides: con forma de media luna con la concavidad mirando hacia arriba es una glándula neuroendocrina, situada justo debajo de la nuez de Adán, junto al cartílago tiroides sobre la tráquea. Pesa entre 15 y 30 gramos en el adulto, y está formada por dos lóbulos en forma de mariposa a ambos lados de la tráquea, ambos lóbulos unidos por el istmo.

La glándula tiroides regula el metabolismo del cuerpo, es productora de proteínas y regula la sensibilidad del cuerpo a otras hormonas.

Hormonas de la Tiroides:

-        Tiroxina T4 con 4 átomos de yodo

-        Triyodotina T3 con 3 átomos de yodo

Glándula Paratiroides: son glándulas endocrinas situadas en el cuello, por detrás de los lóbulos tiroides. Estas producen la hormona paratiroidea o paratormona. Por lo general, hay cuatro glándulas paratiroides, dos superiores y dos inferiores, pero de forma ocasional puede haber cinco o más. Cuando existe alguna glándula adicional, ésta suele encontrarse en el mediastino, en relación con el istmo, o dentro de la glándula tiroides.

Hormona de las Paratiroides:

-        Paratormona, esta hormona regula el equilibrio del calcio del organismo. Un déficit de esta hormona conduce a un descenso de calcio en la tasa hemática, con un aumento de fósforo y producto de ello hay una hiperexitabilidad nerviosa. Cuando existe hiperfunción de las glándulas, el calcio se adquiere de los huesos.

 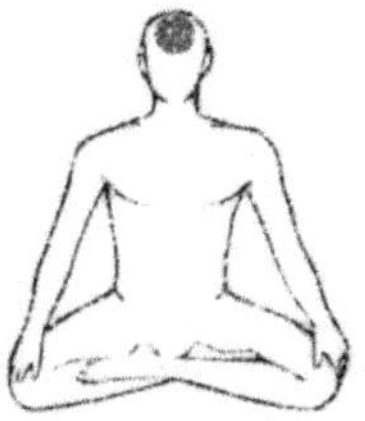

Chakra entrecejo, tercer ojo o ajna regula la intuición y la sabiduría interna. Su elemento es la luz y sus colores índigo y púrpura.

Sexto Chakra / Ajna

El sexto chakra es conocido también como chakra entrecejo, el tercer ojo o Ajna.

Está situado en el espacio entre los ojos y su elemento es la luz.

Este chakra es nuestro ojo interno, el que nos da la visión interna que nos permite sintonizar con la intuición y conectar con nuestros guías espirituales.

Se define como el contacto con otros niveles de conciencia y se abre durante las meditaciones creativas y guiadas, ofreciéndonos vislumbres de otros mundos y de otros niveles de existencia.

Junto con los chakras quinto y séptimo, el sexto chakra es uno de los tres centros que nos vincula con la vida espiritual.

Físicamente su energía se conecta con la vista, la cabeza, y sus cualidades afectan la memoria y la capacidad de concentración.

La fuerza del Ajna chakra es la intuición, nuestra capacidad de conectarnos con el espíritu y la sabiduría universal.

Propios de esta rueda energética son la imaginación, la creación artística, los sueños y el poder de las visualizaciones.

Áreas del cuerpo vinculadas al sexto chakra

Cerebelo, visión, sistema nervioso, oído, nariz, pituitaria.

Edad en la que se desarrolla

Se desarrolla entre los 21 y 26 años de edad.

Colores del sexto chakra

Índigo profundo y el púrpura.

Funciones del sexto chakra

Este chakra rige la visión en todas sus formas, sea física, intuitiva, psíquica o creativa.

Cuando tiene dificultades en su funcionamiento pueden producir incapacidad de conectar con nuestra intuición, de modo que nos sintamos desconectados de nuestra guía interna.

Podríamos no hacer caso de nuestras ideas imaginativas por considerarlas alocadas o que no valen la pena, o incluso borrarlas en cuanto aparecen en nuestra mente por estar convencidos de su falta de valor. Esto significa que también nos cuesta establecer contacto con nuestros ángeles guardianes, y por tanto estamos desconectados de una fuente importante de guía y de amor.

El mal funcionamiento de este chakra también puede tener un impacto físico, como problemas de visión, tensión ocular frecuente, dolores de cabeza o migrañas.

Otra dificultad causada por la debilidad del sexto chakra es que la persona se refugia en la lógica y en la racionalidad, hasta el punto de que cualquier cosa que no entre en estas categorías se considera alocada o sin sentido, obviando la capacidad inherente de escuchar la intuición.

Sistema glandular: Pituitaria o Hipófisis

Esta glándula es una glándula endocrina que segrega hormonas encargadas de regular la homeostasis incluyendo las hormonas trópicas que regulan la función de otras glándulas del sistema endocrino, dependiendo en parte del hipotálamo, el cual a su vez regula la secreción de algunas hormonas.

Es una glándula compleja que se aloja en un espacio óseo llamado silla turca, situada en la base del cráneo, en la fosa cerebral media, que conecta con el hipotálamo a través del tallo pituitario o tallo hipofisario. Tiene forma ovalada con un diámetro anteroposterior de 8 mm, trasversal de 12 mm y 6 mm en sentido vertical, en promedio pesa en el hombre adulto 500 miligramos, en la mujer 600 mg y en las que han tenido varios partos, hasta 700 mg.

Como órgano endocrino central, ocupa una posición de primera importancia al regular el equilibrio hormonal del organismo, ya que no solo elabora hormonas que actúan directamente (de crecimiento) sino también hormonas que vigilan la actividad hormonal de otras glándulas endocrinas. Su actividad también es influida por sustancias elaboradas en el hipotálamo y por las hormonas de otras glándulas elaboradas bajo su influencia.

La glándula Pituitaria está conformada por dos partes muy distintas entre sí en cuanto a función y estructura: la adenohipofisis y la neurohipofisis.

Hormonas de la adenohipófisis

-	Hormona del crecimiento además del factor diabetógeno. (STH).

-	Hormona estimuladora de la producción de hormonas por parte de la tiroides (TSH).

-	Hormona que estimula las glándulas sexuales (FSH).

-	Hormona que provoca la ovulación y prepara la formación del cuerpo lúteo, esta una glándula endocrina que se desarrolla dentro del ovario de forma temporal y cíclica (LH).

-        Hormona responsable del mantenimiento del cuerpo lucteo y de la producción de leche por la glándula mamaria (LTH).

-        Hormona que estimula las células de la piel dedicadas a la formación del pigmento (MSH).

Hormonas de la Neurohipófisis; almacenadas en ella y elaboradas por el hipotálamo:

-        Hormona de acción antidiurética y que causa aumento en la presión arterial (ADH).

-        Hormona que estimula la contracción muscular uterina y la expulsión de leche después del parto (Oxitocina).

-        Factores que regulan la producción hormonal de la hipófisis (RF).

 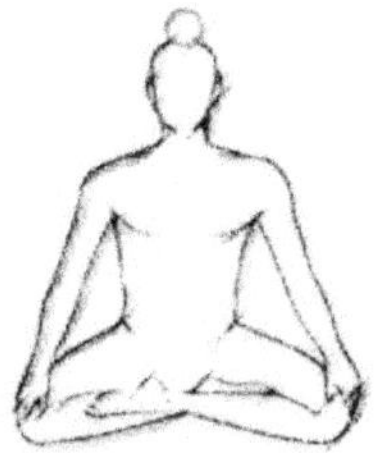

Chakra coronario o Sahasrara nos permite vincularnos con nuestra parte espiritual. Su elemento es el pensamiento y sus colores el violeta y el blanco.

Séptimo chakra: Sahasrara

El séptimo chakra, también se conoce como Chakra coronario, corona o Sahasrara.

Está situado en lo alto de la cabeza o coronilla y es muy sensible. Aunque te cueste sentir los demás chakras, es muy probable que sientas este. Si alguien se acerca mucho a él, podrías sentir un cosquilleo en el cuero cabelludo o una suave presión en la cabeza.

Este chakra nos permite vincularnos directamente con lo Divino con nuestro aspecto más espiritual, como quiera que lo percibamos cada uno, con la gracia de nuestro ser verdadero.

Es el chakra de la conciencia pura, representa la espiritualidad.

Su elemento es el pensamiento, por lo que contiene el poder de la mente.

Este es el chakra que nos conecta con lo infinito, con el sentido de la vida y la devoción y que por esta razón se representa como una flor de loto de mil pétalos que es el significado de Sahasrara.

Áreas del cuerpo vinculadas al séptimo chakra

Cerebro superior, cráneo, Pineal.

Edad en la que se desarrolla

Se desarrolla después de los 26 años de edad.

Colores del séptimo chakra

Por lo general se asocia con el color blanco, aunque su energía es también de color dorado: la más alta vibración y aquella que abarca todos los colores existentes.

Funciones del séptimo Chackra

El chakra coronario es una puerta directa a los reinos superiores, tanto si en ellos está nuestros compañeros del alma desencarnados, nuestros espíritus guía o Dios.

Cuando practicamos la sanación o la canalización, conectamos a través de este chakra.

Lo mismo ocurre inconscientemente durante la oración. Sin embargo, cuando esta conexión con lo Divino es débil o inexistente, nos sentimos abrumados por el pensamiento de que Dios nos ha abandonado, o incluso de que no existe.

El séptimo chakra afecta a la salud del cerebro, y cuando funciona con dificultades o está cerrado, la persona puede experimentar brotes de depresión y desesperación.

Así como el chakra básico está conectado con la madre, el chakra coronario está conectado con el padre.

Sistema glandular: Pineal

La glándula Pineal o también conocida como hepífisis, fue considerada por los filósofos de la Antigüedad como la sede del Alma se encuentra frente a la Pituitaria, con el tamaño de una lenteja. Aunque su tamaño puede ir cambiando con la edad y a partir de los siete años esta glándula sufre una especie de involución.

Produce melatonina, una hormona derivada de la serotonina que afecta a la modulación de los patrones del sueño y otras todavía no estudiadas con las fases de luz-oscuridad.

Hormonas de la glándula Pineal:

-       Melatonina, es una hormona producida por la glándula pineal, situada en el centro del cerebro, cuya secreción se produce durante la noche, en reacción a la oscuridad, para ayudar a nuestro cuerpo a regular los ciclos de sueño.

TRATAMIENTOS DE REIKI (POSICIONES DE MANOS)

En el presente capítulo desarrollaremos el tema principal de este trabajo y son las posiciones de nuestras manos según el listado de enfermedades, molestias y otras situaciones, a las que nos podemos enfrentar tanto en nuestra actividad terapéutica como en lo cotidiano.

En situaciones normales de la actividad terapéutica, entendiéndose en la relación paciente – terapeuta y en un lugar adecuado que facilite nuestro trabajo como por ejemplo en una camilla; aplicaremos Reiki colocando las manos según las instrucciones aquí entregadas, siempre después de haber realizado las posiciones que se nos enseñaron al Iniciarnos en Reiki, salvo en situaciones de emergencia que aplicaremos en las posiciones aquí señaladas. Es decir, haremos sesiones completas y posteriormente colocaremos nuestras manos según la enfermedad o situación que estemos tratando.

Siempre recomiendo a mis estudiantes que informen a su paciente sobre lo que van a realizar; que este se encuentre al tanto de todo lo que va a suceder durante la sesión.

Otra recomendación que hago, es que en el caso de los practicantes de que se han Iniciado en el Segundo Nivel y van a usar los símbolos de Reiki en sus sesiones, lo hagan después de la segunda sesión para permitir que su paciente se vaya acostumbrando a las sensaciones propias del Reiki antes de que se le impongan los símbolos.

Por ultimo al aplicar los símbolos; recomiendo abrir las sesiones con un SHK y con un CHK realizar la sesión de Reiki y antes de terminar y cortar realizar 2 CHK para el cierre. Esto es usando los símbolos heredados de Mikao Usui Sensei, entendiendo que en occidente dado la multiplicidad de variantes de Reiki existentes se ha incorporado una serie de otros símbolos.

Cada vez que una instrucción indique por el ejemplo colocar sus manos en el pie, me estoy refiriendo que es en ambos, lo mismo con rodilla, oreja, etc.

A continuación, el listado de enfermedades y otros con sus respectivas posiciones de manos adicionales a los tratamientos habituales:

Absceso:

Tratamiento completo y agregamos las siguientes posiciones:

- ✓ Aplicar Reiki sobre la zona afectada sin tocar directamente.
- ✓ Chakra raíz
- ✓ Riñones

Accidente:

Lo más aconsejable es que se llame con urgencia a un médico o personal de asistencia médica. Si existe hemorragia colocaremos las manos cerca de la fuente de la hemorragia evitando colocarlas sobre ella (aconsejable a cada lado de la fuente de la hemorragia, dejando a esta en medio de nuestras manos). Si acaso se encuentra en shock realizaremos las posiciones:

- ✓ Plexo Solar y Centro Hare
- ✓ Riñones

Si la persona accidentada se encuentra consciente realizaremos las siguientes posiciones:

- ✓ Posiciones de la cabeza
- ✓ Cuello
- ✓ Hombros
- ✓ Plexo Solar
- ✓ Supra renales (a través del Chakra Raíz)
- ✓ Coxis (de ser posible)
- ✓ Áreas lesionadas (no directamente sobre ellas, sino que a ambos   lados de estas)

Acidez:

Realizar tratamiento completo y adicionalmente las siguientes posiciones:

Realizar las posiciones:

- ✓ Hígado Vesícula (manos paralelas)
- ✓ Plexo Solar y Centro Hare

También se puede ejecutar la posición del Sexto Chakra, igualmente la posición: Rodillas.

Si te haces tú mismo el tratamiento, pon las manos en el estómago quince minutos antes y después de las comidas, ayudará a realizar mejor la digestión.

Acné:

Es necesario dar tratamientos completos durante un periodo largo en el tiempo y en forma diaria. En días alternados y posteriormente se harán las siguientes posiciones:

- ✓ Orejas (manos apuntando hacia arriba)
- ✓ Garganta
- ✓ Hígado
- ✓ Vesícula (manos paralelas)
- ✓ Plexo Solar y Centro Hare
- ✓ Riñones
- ✓ Tobillos

Adicciones:

Dar tratamientos completos para conseguir la desintoxicación mental y física; adicciones al alcohol, tabaco y otras. Agregar las siguientes posiciones:

- ✓ Ojos
- ✓ Garganta
- ✓ Hígado Vesícula (manos paralelas)
- ✓ Plexo Solar y Centro Hare
- ✓ Manos lineales en las escápulas
- ✓ Manos paralelas en las escápulas
- ✓ Riñones

Ahogos:

Dar tratamientos completos y adicionar las siguientes posiciones:

- ✓ Nuca
- ✓ Plexo Solar y Centro Hare
- ✓ Manos
- ✓ Plantas de los pies

También es recomendable tratar la región escapular, así como los hombros.

Alergias:

Realizar tratamientos completos; posteriormente se han de dar aplicaciones locales en las posiciones:

- ✓ Ojos
- ✓ Sienes
- ✓ Oídos
- ✓ Hombros
- ✓ Hígado Vesícula (manos paralelas)
- ✓ Plexo Solar y Centro Hare
- ✓ Formando una V en la zona pélvica (Chakra Raíz)

Es bueno recordar que la alergia es el rechazo a algo que no nos gusta y que son personas muy sensibles quienes la padecen. Usar símbolos SHK y CHK del Segundo Nivel de Reiki

Alzheimer:

A pesar de que está enfermedad hasta el momento no tiene cura, Reiki puede reducir su progresión en forma notoria. Realizar tratamiento completo; adicionalmente las siguientes posiciones:

- ✓ Frente
- ✓ Cerebelo
- ✓ Sienes
- ✓ Estomago
- ✓ Vientre
- ✓ Rodillas
- ✓ Plantas de los pies

Amigdalitis:

Tratamientos completos y adicionalmente realizar las siguientes posiciones:

- ✓ Ojos
- ✓ Orejas
- ✓ Garganta
- ✓ Cardiaco
- ✓ Riñones
- ✓ Chakra Raíz
- ✓ Plantas de los pies

Amputaciones:

Tratamientos completos y adicionalmente realizar las siguientes posiciones:

Hacer los tratamientos en el muñón y la prótesis, como si realmente el miembro amputado se encontrara, además realizar las posiciones:

- ✓ Ojos
- ✓ Plexo Solar y Centro Hare
- ✓ Coxis

Andropausia:

Tratamiento completo en forma diaria. Se recomienda Iniciar en Reiki al paciente.

Anemia:

Después de dar tratamientos completos diariamente, con posterioridad recomiendo realizar las siguientes posiciones:

- ✓ Ojos
- ✓ Coronilla
- ✓ Oídos
- ✓ Nuca
- ✓ Hígado - Vesícula (manos paralelas)
- ✓ Bazo - Páncreas

Así mismo aplicar Reiki en la parte superior de la cabeza.

Anestesia:

Es recomendable NO dar Reiki mientras la persona se encuentre bajo los efectos de la anestesia, es muy posible que se despertará antes de tiempo. Podemos hacerle tratamientos completos antes y después de la anestesia, posteriormente a ello realizar las siguientes posiciones:

- ✓ Ojos
- ✓ Hígado - Vesícula (manos paralelas)
- ✓ Plexo Solar - Centro Hare
- ✓ Coxis
- ✓ Manos

Angina de pecho:

Tratamientos completos.

Dar Reiki sobre el diafragma, así como por la parte superior de la espalda. Además, realizar las posiciones:

- ✓ Sienes
- ✓ Orejas
- ✓ Garganta
- ✓ Plexo Solar - Centro Hare

Angustia:

Tratamientos completos y adicionalmente realizar las siguientes posiciones:

- ✓ Plexo Solar - Centro Hare
- ✓ Riñones
- ✓ Coxis
- ✓ Manos

Si el caso es muy pronunciado se han de dar Reiki en la coronilla del paciente. Armonizar Chakras.

Anorexia:

Realizar tratamiento completo, posteriormente entregar Reiki focalizado en las siguientes zonas:

- ✓ Sienes
- ✓ Nuca
- ✓ Cardiaco
- ✓ Hígado - Vesícula (manos paralelas)

Anoxemia: (disminución del oxígeno en la sangre, mal de altura, puna, sorochi)

Armonización de Chacras; posiciones de la cabeza.

Ansiedad:

Dar tratamiento completo; en lo posible durante cinco minutos en cada posición. Si la ansiedad está muy fuerte son necesarios tratamientos muy prolongados en las siguientes posiciones:

- ✓ Ojos
- ✓ Sienes
- ✓ Nuca
- ✓ Garganta
- ✓ Cardiaco
- ✓ Hígado - Vesícula (manos paralelas)

Antibióticos:

Para efectos secundarios al consumo de antibióticos dar tratamientos completos en días consecutivos. Posteriormente a la entrega de cada tratamiento realizar las siguientes posiciones:

- ✓ Garganta
- ✓ Cardiaco
- ✓ Hígado y Vesícula (las manos en paralelo)
- ✓ Zona Pélvica formando una V
- ✓ Manos
- ✓ Plantas de los pies

Ántrax:

Tratamientos completos mientras se manifiesten los síntomas. Agregar las siguientes posiciones:

- ✓ Hígado
- ✓ Bazo
- ✓ Coxis

Apendicitis:

Tomar contacto con urgencia con el médico llevando al paciente a un Centro Asistencial. Mientras realizar tratamientos completos.

Si los dolores son muy fuertes realizar las siguientes posiciones:

- ✓ Riñones
- ✓ Manos

Aprender – Memorizar:

Realizar varias veces al día las siguientes posiciones:

- ✓ Sienes
- ✓ Nuca

Si queremos recordar con mayor facilidad alguna cosa, haremos las mismas posiciones, pero esta vez durante cinco minutos cada una.

Arteriosclerosis:

Realizar tratamiento completo; adicionalmente colocar las manos en las siguientes posiciones:

- ✓ Frente
- ✓ Sienes
- ✓ Orejas
- ✓ Corona
- ✓ Corazón
- ✓ Riñones
- ✓ Estomago
- ✓ Tándem

Artritis:

Realizar tratamientos completos, seguidos de aplicaciones localizadas. Posteriormente realizar las siguientes posiciones:

- ✓ Riñones
- ✓ Manos

Artritis Reumatoide:

Realizar tratamientos completos. Posteriormente realizar las siguientes posiciones:

- ✓ Posiciones de la cabeza
- ✓ Timo – Corazón
- ✓ Hígado
- ✓ Bazo
- ✓ Suprarrenales (Chakra Raíz)
- ✓ Nervio Ciático
- ✓ Ingle
- ✓ Piernas
- ✓ Plantas de los pies.

Artritis Úrica o Gota:

Tratamientos completos.

Dar Reiki directamente en la zona afectada, también armonizaremos los Chacras.

Artrosis:

Dar Reiki en la parte dolorida. Posteriormente entregar Reiki en las siguientes posiciones:

- ✓ Riñones
- ✓ Articulaciones Sacroiliacos
- ✓ Manos
- ✓ Zonas directamente afectadas

Asma:

Recuerda que los asmáticos deben de recostarse al recibir Reiki con la mitad superior del cuerpo en posición semi levantada para evitar la sensación de ahogo.

Tratamientos completos y realizar adicionalmente las posiciones siguientes:

- ✓ Ojos
- ✓ Nuca
- ✓ Timo
- ✓ Cardiaco
- ✓ Zona Pélvica formando una V

Autoestima:

Realizar tratamiento completo cada día, adicionalmente colocar las manos en las siguientes posiciones:

- ✓ Ojos
- ✓ Nuca
- ✓ Manos Lineales en las Escapulas
- ✓ Manos Paralelas en las Escapulas
- ✓ Riñones
- ✓ Articulaciones Sacroiliacos

Bazo (molestias de):

Después del tratamiento completo, dar un tiempo extra para el Segundo Chakra y colocar las manos en la siguiente posición:

- ✓ Plexo Solar y Centro Hare o Tándem

Bazo (afecciones de tipo inmunológico):

Después del tratamiento completo, colocar las manos en las siguientes posiciones:

- ✓ Directamente sobre el órgano, mínimo media hora en la mañana y otra media hora en la noche.
- ✓ Riñones y suprarrenales (Primer Chakra)
- ✓ Recomendación: Iniciar al paciente en Reiki

Bilis (Zona Biliar):

Después del tratamiento completo, realizar las siguientes posiciones:

- ✓ Ojos
- ✓ Hígado Vesícula con las Manos en forma Paralela
- ✓ Manos Paralelas en las Escapulas
- ✓ Hueco Poplíteo
- ✓ Manos

Boca (Salud Bucal):

Tratar la parte local, además entregar Reiki en los pulgares de manos y pies finalmente realizar la siguiente posición:

- ✓ Ojos

Boca (Quemaduras, Inflamaciones, Ampollas o Ámpulas):

Entregar Reiki directamente sobre la boca, además realizar las siguientes posiciones:

- ✓ Hígado
- ✓ Riñones
- ✓ Plantas de los pies

Bocio:

Dar tratamientos completos.

Entregar Reiki 5 cms. más arriba de los tobillos. También realizar las siguientes posiciones en forma posterior al tratamiento completo:

- ✓ Garganta
- ✓ Cardiaco
- ✓ Bajo vientre
- ✓ Bazo
- ✓ Hígado
- ✓ Zona Pélvica formando una V
- ✓ Coxis
- ✓ Articulaciones Sacro iliacos

Bochornos:

Dar tratamientos completos. Posteriormente realizar las siguientes posiciones:

- ✓ Plexo solar
- ✓ Hígado
- ✓ Bajo vientre
- ✓ Riñones

Bronconeumonía:

Dar tratamientos completos en forma diaria. Posteriormente realizar las siguientes posiciones:

- ✓ Hombros
- ✓ Cuello
- ✓ Timo – corazón
- ✓ Plexo solar
- ✓ Bazo
- ✓ Espalda
- ✓ Planta de los pies

Bronquios:

Dar tratamientos completos, colocando las manos bajo el pecho y encima de las costillas. Además, entregar Reiki en las siguientes posiciones:

- ✓ Hombros
- ✓ Ojos
- ✓ Senos nasales
- ✓ Bazo – Páncreas
- ✓ Zona Pélvica formando una V
- ✓ Espalda
- ✓ Riñones
- ✓ Coxis

Bulimia:

Dar tratamientos completos en forma diaria. Posteriormente realizar las siguientes posiciones:

- ✓ Sienes
- ✓ Nuca
- ✓ Cardiaco
- ✓ Bazo – Páncreas
- ✓ Plexo Solar y Centro Hará
- ✓ Riñones

Bursitis:

Dar tratamientos completos en forma diaria. Posteriormente realizar las siguientes posiciones:

- ✓ Posiciones de la cabeza
- ✓ Hombros
- ✓ Cuello
- ✓ Directamente sobre las partes afectadas

Cabeza (dolores de):

Dar tratamientos completos en forma diaria. Posteriormente realizar las siguientes posiciones:

- ✓ Ojos
- ✓ Nuca
- ✓ Manos Lineales en las Escapulas
- ✓ Manos Paralelas en las Escapulas
- ✓ Manos

Caída del cabello:

Dar tratamientos completos en forma diaria. Posteriormente realizar las siguientes posiciones:

- ✓ Posiciones de la cabeza
- ✓ Cuello
- ✓ Timo y Corazón (Chakra cardiaco)
- ✓ Plexo Solar
- ✓ Bazo
- ✓ Hígado
- ✓ Riñones

Cadera (molestias):

Realizar tratamiento completo, además colocar las manos sobre la cadera mínimo 15 minutos por lado.

Calambres:

Entregar Reiki localizado según la zona del calambre; si este fuera en la espalda colocar las manos en las siguientes posiciones:

- ✓ Hígado – Vesícula (manos paralelas)
- ✓ Bazo – Páncreas
- ✓ Zona Pélvica formando una V
- ✓ Riñones
- ✓ Articulaciones Sacroiliacos y Coxis

Cálculos renales:

Tratamiento completo, deteniéndose por más tiempo en las siguientes posiciones:

- ✓ Riñones
- ✓ Estomago e Intestinos
- ✓ Vejiga
- ✓ Áreas corporales doloridas

Cáncer:

Tratamientos completos y diarios durante varias semanas, entregar Reiki localizado en las zonas afectadas.

Dar Reiki intensamente en las posiciones:

- ✓ Hígado – Vesícula (Manos Paralelas)
- ✓ Plexo Solar y Centro Hare

Estar durante un promedio de 20 minutos en la siguiente posición:

- ✓ Cardiaco

Dar Reiki en el Cuarto Chakra y equilibrar desde ahí el resto de los Chakras.

Si el cáncer está en la mama o en la zona Uro Genital se han de colocar las manos y entregar Reiki durante un largo tiempo en las siguientes posiciones:

- ✓ Zona Pélvica formando una V
- ✓ Sacro iliaco
- ✓ Plantas de los Pies

También entregar Reiki intensamente en el Segundo Chakra.

***Personalmente a mis pacientes recomiendo hacer cambios radicales en su alimentación, reemplazando la tradicional por una alcalina. ***

Cansancio:

Realizaremos una sesión en forma completa; posteriormente entregaremos Reiki en las siguientes posiciones:

- ✓ Ojos
- ✓ Sienes
- ✓ Plexo Solar y Centro Hare
- ✓ Manos Lineales en las Escapulas
- ✓ Sacro iliaco

Caries:

Realizaremos una sesión en forma completa; posteriormente entregaremos Reiki en las siguientes posiciones:

- ✓ Ojos
- ✓ Hígado – Vesícula (Manos paralelas)
- ✓ Zona Pélvica formando una V
- ✓ Sacro iliaco
- ✓ Manos

Catarro, Gripe:

Tratamientos completos, entregando tiempo adicional en las siguientes posiciones:

- ✓ Ojos
- ✓ Sienes
- ✓ Orejas
- ✓ Nuca
- ✓ Cardiaco
- ✓ Bazo – Páncreas
- ✓ Hueco Poplíteo
- ✓ Planta de los pies

Ciática:

Tratamiento completo, colocando además las manos en los glúteos; así mismo colocar manos en glúteo y talón simultáneamente; finalmente colocar las manos en la siguiente posición:

- ✓ Sacro iliaco

Cervicales:

Colocando una mano sobre la otra en la zona de la cervical entregaremos Reiki; además colocaremos las manos en las siguientes posiciones:

- ✓ Nuca
- ✓ Manos Lineales en las Escápulas
- ✓ Sacro iliaca
- ✓ Manos

Cicatrices:

Se realizan tratamientos localizados directamente sobre las cicatrices, además se debe de trabajar en las siguientes posiciones:

- ✓ Garganta
- ✓ Plexo Solar y Centro Hare

Circulación Sanguínea:

Aplicar tratamiento Reiki completo entregando un tiempo adicional en los hombros por encima del pecho, por debajo de las axilas como también en la parte interior de los muslos. Posteriormente colocar las manos en las siguientes posiciones:

- ✓ Ojos
- ✓ Garganta
- ✓ Codo parte interna
- ✓ Hígado – Vesícula (Manos Paralelas)
- ✓ Plexo Solar y Centro Hara

Cirrosis:

Al ser una enfermedad centrada en el hígado daremos tratamientos completos, entregando un tiempo adicional en las siguientes posiciones:

- ✓ Bazo – Páncreas - Hígado
- ✓ Plexo Solar y Centro Hará

Estas últimas duraran unos treinta minutos por posición. Prepararse para realizar sesiones largas.

Cirugía:

Dar tratamiento completo al paciente antes de ser intervenido quirúrgicamente, al menos cinco días antes y cinco días después. Importante NO dar Reiki a una persona mientras se encuentre bajo los efectos de la anestesia.

Cistitis:

Entregar tratamiento completo hasta que los síntomas desaparezcan. Adicionalmente realizar las siguientes posiciones:

- ✓ Riñones
- ✓ Bazo
- ✓ Bajo vientre
- ✓ Zona genital

Colapso nervioso:

Entregar tratamiento completo.

Adicionalmente realizar las siguientes posiciones:

- ✓ Posiciones de la cabeza
- ✓ Hombros
- ✓ Chakra cardiaco
- ✓ Columna vertebral
- ✓ Suprarrenales
- ✓ Coxis

Colesterol:

Entregar tratamiento completo; adicionalmente realizar las siguientes posiciones por un lapso de 10 minutos cada una:

- ✓ Hígado
- ✓ Páncreas
- ✓ Intestino grueso
- ✓ Intestino delgado
- ✓ Planta de los pies
- ✓ Tratar la espalda entre los omoplatos.

Cólicos:

Se ha de dar tratamientos completos con un tiempo adicional en las zonas enfermas mientras existan dolores. Si el cólico se da en niños pequeños o bebes es aconsejable colocarlos boca abajo con las manos puestas una en la barriga y la otra en espalda.

Colitis:

Se dará un tratamiento completo con un tiempo adicional en las siguientes posiciones:

- ✓ Cabeza (Chakra séptimo)
- ✓ Hombros
- ✓ Plexo solar
- ✓ Bazo
- ✓ Hígado
- ✓ Bajo vientre
- ✓ Sector interno de las piernas

Columna:

Se dará un tratamiento completo con un tiempo adicional en las siguientes posiciones:

- ✓ Zona Pélvica formando una V
- ✓ Riñones
- ✓ Recorrer toda la columna desde el coxis hasta el cuello.

Complejo de inferioridad:

Se dará un tratamiento completo, con un tiempo adicional en las siguientes posiciones:

- ✓ Plexo solar
- ✓ Coxis
- ✓ Canillas
- ✓ Hare o Segundo Chakra

Contracciones espasmódicas:

Tratamientos locales y en el sexto Chakra o Tercer Ojo; además realizar las siguientes posiciones:

- ✓ Ojos
- ✓ Hígado – Vesícula (Manos Paralelas)
- ✓ Manos Paralelas en las Escapulas
- ✓ Hueco Poplíteo
- ✓ Manos

Corazón (ataque al):

Avisar inmediatamente al médico o Asistencia Pública; mientras dar Reiki en la parte superior e inferior del vientre. NUNCA hacerlo directamente sobre el corazón. Entregando Reiki, además, en las siguientes posiciones:

- ✓ Hígado – Vesícula (Manos Paralelas)
- ✓ Plexo Solar y Centro Hare
- ✓ Manos Lineales en las Escapulas
- ✓ Sacro iliaco

Corazón (molestias de):

Dar Reiki en el Segundo y Cuarto Chakra, siempre que ocurra un dolor cardiaco avisar inmediatamente al médico.

Corazón (presión del):

Se dará Reiki en ambos costados, aproximadamente a unos doce centímetros por debajo de las axilas. También realizar las siguientes posiciones:

- ✓ Sienes
- ✓ Orejas
- ✓ Cardiaco
- ✓ Manos Lineales en las Escapulas
- ✓ Riñones

Corazón (Arritmia o Taquicardia):

Se dará Reiki en ambos costados, aproximadamente a unos doce centímetros por debajo de las axilas. También realizar las siguientes posiciones:

- ✓ Cuello
- ✓ Hombros
- ✓ Espalda
- ✓ Ombligo

Corazón (Angina de pecho):

Se dará Reiki en ambos costados, aproximadamente a unos doce centímetros por debajo de las axilas. También realizar las siguientes posiciones:

- ✓ Posiciones de la cabeza
- ✓ Cuello bajo la nuca
- ✓ Diafragma
- ✓ Hígado
- ✓ Bazo
- ✓ Bajo vientre
- ✓ Riñones
- ✓ Espalda

Corazón (Hipertrofia):

Tratamientos completos, se dará Reiki en ambos costados, aproximadamente a unos doce centímetros por debajo de las axilas. También realizar las siguientes posiciones:

- ✓ Posiciones de la cabeza
- ✓ Plexo solar
- ✓ Hígado
- ✓ Bazo

Corazón (Opresión):

Se dará Reiki en ambos costados, aproximadamente a unos doce centímetros por debajo de las axilas. También realizar las siguientes posiciones:

- ✓ Cuello
- ✓ Hombros
- ✓ Ombligo
- ✓ Espalda

Crecimiento:

Realizar tratamientos completos en forma permanente. Armonización de Chacras en la mañana y en la noche.

También realizar las siguientes posiciones:

- ✓ Posiciones de la cabeza
- ✓ Cuello
- ✓ Plexo solar
- ✓ Planta de los pies

Creatividad:

Al recibir Reiki en forma asidua se observará con el transcurso del tiempo un estado de creatividad y equilibrio más agudo. Recomendable es mantener una rutina para recibir Reiki.

Crisis de pánico:

Tratamiento completo, colocando adicionalmente las manos en los riñones.

Cuidado preventivo:

Algunos piensan que como no se encuentran enfermos no necesitan Reiki; pero de manera preventiva se pueden recibir sesiones de Reiki y ayudar a prevenir contraer algunas enfermedades.

Debilitamiento:

Tratamientos completos seguidos se las siguientes posiciones:

- ✓ Manos
- ✓ Sacro iliaco
- ✓ Riñones
- ✓ Plexo Solar y Centro Hara

Delgadez (Bajo peso):

Tratamientos completos en lo posible en forma diaria, seguidos se las siguientes posiciones:

- ✓ Posiciones de cabeza
- ✓ Plexo solar
- ✓ Hígado
- ✓ Bazo
- ✓ Coxis
- ✓ Planta de los pies

Dentadura:

Dar Reiki en las zonas que estén afectadas; es decir en el maxilar superior o inferior según sea el caso; se mantendrán las manos un buen rato hasta que desaparezca el dolor.

Siempre recordar que a pesar de que el dolor se vaya se debe de visitar al médico especialista.

Es recomendable dar tratamientos completos y frecuentes; en lo posible Iniciar en Reiki al paciente.

Dentición (bebes):

Dar Reiki en las zonas bucal y en las plantas de los pies.

Dermatitis:

Tratamientos completos con tiempo adicional de aproximadamente diez minutos, en las siguientes posiciones:

- ✓ Bazo – Páncreas
- ✓ Plexo Solar y Centro Hare
- ✓ Riñones

Depresión:

Tratamientos completos, entregando un tiempo adicional en las siguientes posiciones:

- ✓ Ojos
- ✓ Nuca
- ✓ Bazo – Páncreas
- ✓ Plexo Solar y Centro Hara
- ✓ Riñones
- ✓ Sacro iliaco

Entregar Reiki a tiempos regulares, especialmente una vez por semana sin esperar nada, sin prometer nada, solo permitir que la Energía fluya, cada paciente tiene sus tiempos; lo único que les pido que mantengan la regularidad.

Desamparo (Sensación de):

Realizar tratamiento completo (Reiki ayuda de forma muy efectiva tratando este estado anímico, entregando armonía, amparo y potencia) además realizar adicionalmente las siguientes posiciones en extenso:

- ✓ Sienes
- ✓ Orejas
- ✓ Nuca

Descanso:

Entregar tratamiento completo y realizar adicionalmente las siguientes posiciones:

- ✓ Ojos
- ✓ Sienes
- ✓ Orejas
- ✓ Nuca

Descarga eléctrica:

Llamar a la asistencia médica; mientras, entregar tratamiento completo y realizar adicionalmente las siguientes posiciones:

- ✓ Posiciones de la cabeza
- ✓ Hombros
- ✓ Timo – corazón (cuarto Chakra)
- ✓ Plexo solar (tercer Chakra)
- ✓ Riñones
- ✓ Bajo vientre
- ✓ Armonizar Chakras

Desintoxicación:

Tratamientos completos en forma regular en días consecutivos. Lo ideal esperar evidenciar reacciones positivas. Necesariamente el paciente deberá de beber mucha agua, además de realizar mucho reposo y ducharse en forma periódica. Además, entregar Reiki en las siguientes posiciones:

- ✓ Ojos
- ✓ Garganta
- ✓ Zona Pélvica formando una V
- ✓ Tobillos
- ✓ Hueco Poplíteo
- ✓ Manos

Desmayo:

Se ha de entregar Reiki encima de la parte superior de los dedos pulgares de los pies, posteriormente entregar Reiki en las siguientes posiciones:

- ✓ Garganta
- ✓ Plexo Solar y Centro Hara
- ✓ Sacro iliaco
- ✓ Manos

Desnutrición:

Entregar tratamiento completo y en forma diaria realizar adicionalmente las siguientes posiciones:

- ✓ Posiciones de la cabeza
- ✓ Hígado
- ✓ Bazo
- ✓ Plexo solar (tercer Chakra)
- ✓ Coxis
- ✓ Planta de los pies.

Diabetes:

Dar Reiki completo en lo posible dos veces al día y adicionalmente las siguientes posiciones:

- ✓ Sienes
- ✓ Nuca
- ✓ Bazo – Páncreas
- ✓ Plexo Solar y Centro Hara
- ✓ Riñones
- ✓ Parte media de la espalda (pleura)
- ✓ Rodillas
- ✓ Manos

Además, entregar Reiki en los codos. Recomiendo Iniciar en Reiki al paciente.

Diarrea:

Tratamiento completo entregando tiempo adicional en las siguientes posiciones:

- ✓ Ojos
- ✓ Cardiaco
- ✓ Bazo – Páncreas
- ✓ Manos
- ✓ Plexo solar (tercer Chakra)
- ✓ Espalda
- ✓ Riñones

Digestión (trastornos de la):

Tratamiento completo con tiempo adicional en las siguientes posiciones:

- ✓ Nuca
- ✓ Hígado / Vesícula (Manos Paralelas)
- ✓ Plexo Solar y Centro Hare
- ✓ Zona Pélvica formando una V
- ✓ Manos Lineales en las Escapulas
- ✓ Manos Paralelas en las Escapulas
- ✓ Sacro iliaco
- ✓ Plantas de los Pies

Displasia Fibrosa:

Tratamiento completo, deteniéndose por más tiempo en aquellas zonas afectadas.

Dislexia:

Tratamientos completos; entregando tiempo adicional en las siguientes posiciones:

- ✓ Ojos
- ✓ Sienes
- ✓ Orejas
- ✓ Nuca

Dismenorrea:

Entregar tratamiento completo en días previos, durante y posteriores al periodo menstrual.

Además, aplicar tratamiento con tiempo adicional en las siguientes posiciones:

- ✓ Sacro (segundo Chakra)
- ✓ Cintura
- ✓ Espalda baja
- ✓ Riñones
- ✓ Coxis – Nuca

Disnea:

Entregar tratamiento completo y realizar adicionalmente las siguientes posiciones:

- ✓ Nuca
- ✓ Hombros
- ✓ Chakra Cardiaco
- ✓ Plexo solar (tercer Chakra)
- ✓ Planta de los pies

Dolores Articulares:

Se colocan ambas manos en las articulaciones afectadas, quedando envueltas por nuestras manos. Reiki nos ayudará a reducir la hinchazón, aliviando el dolor.

Para obtener resultados más duraderos y profundos daremos Reiki en la zona afectada dos veces por día de 45 a 60 minutos diarios.

Dolores varios:

Tratamientos completos con tiempo adicional en las partes que se encuentren doloridas de quince a treinta minutos.

* BRAZOS   - Espalda, hombros, omóplatos.

* CABEZA   - Posiciones de la cabeza, espalda, cuello.

* CADERA   - Espalda y zona afectada.

* HOMBROS - Espalda, brazo, cuello.

* HUESOS   - Zona afectada, cervicales, espalda.

* MUELAS   - Cara espalda.

* PIERNAS   - Espalda y zona afectada.

* VIENTRE   - Posiciones de la cabeza, plexo solar, bajo vientre, espalda, planta de los pies.

Drogas (adicción):

Tratamiento completo con tiempo adicional en las siguientes posiciones:

* ✓ Sienes
* ✓ Orejas
* ✓ Nuca
* ✓ Garganta
* ✓ Cardiaco
* ✓ Bazo
* ✓ Páncreas
* ✓ Plexo Solar y Centro Hará
* ✓ Zona Pélvica formando una V
* ✓ Riñones
* ✓ Sacro iliaco

El tratamiento puede tener una duración de semanas a meses, entregándose diariamente.

Eccemas:

Tratamiento completo con un tiempo adicional en las siguientes posiciones: Entregar Reiki directamente sobre las zonas afectadas; después de ello se hará en:

- ✓ Orejas
- ✓ Nuca
- ✓ Hígado / Vesícula con Manos Paralelas
- ✓ Bazo – Páncreas
- ✓ Plexo Solar y Centro Hará
- ✓ Riñones

Edema y moretones:

Tratamientos completos y adicionalmente dar tratamiento sobre las zonas afectadas.

Edema pulmonar:

Tratamiento completo con tiempo adicional en las siguientes posiciones:

- ✓ Hígado / Vesícula con Manos Paralelas
- ✓ Bazo – Páncreas
- ✓ Plexo Solar y Centro Hará
- ✓ Zona Pélvica formando una V
- ✓ Manos Paralelas en las Escápulas
- ✓ Riñones
- ✓ Manos

Embarazo:

Tratamientos completos en forma periódica; además adicionalmente haremos Reiki en las siguientes posiciones:

- ✓ Posiciones de la cabeza
- ✓ Timo
- ✓ Corazón
- ✓ Plexo solar
- ✓ Sacro

Quiero recordar a los estudiantes, practicantes y maestros que la práctica del Reiki en embarazadas es desde el momento de la fecundación, todo el periodo de gestación, hasta el parto. Los beneficios más inmediatos tienen relación con la disminución de los malestares asociados a los comienzos del embarazo, disminución de la ansiedad principalmente en madres primerizas, relajación y mejor dormir, además de disminuir ostensiblemente las posibles consecuencias de un stress post parto

Facilidad en la dilatación al momento de entrar en el trabajo de parto, disminución de dolores en esta fase, él bebe se coloca con facilidad en posición, disminución de partos por cesárea, etc.

Cabe destacar que él bebe recibe en todo momento la Energía al practicarle Reiki a la madre, recibiendo por consiguiente todos los beneficios de la Energía Universal.

No privemos a la madre ni a su bebe en el vientre de estos beneficios, equilibrando y armonizando energéticamente a ambos; haciendo más rica la comunicación entre ellos a nivel mental, emocional, físico y espiritual.

Existen mitos creados por ignorancia que dicen que no se debe entregar Reiki a embarazadas; pero aquello va en contra de la esencia de la sabia e inteligente Energía Natural y Universal.

Entreguemos Reiki y disfrutemos de la experiencia de ser un canal.

Enfermedades crónicas:

Tratamiento completo diario, se recomienda iniciar al paciente o a los familiares en Reiki.

Epilepsia:

Tratamiento completo, evitar entregar Reiki directo en la cabeza dada su sensibilidad, para ello dar Reiki en la planta de los pies y palmas de las manos, realizar para ello las siguientes posiciones por más tiempo:

- ✓ Garganta
- ✓ Plexo Solar y Centro Hará
- ✓ Zona Pélvica formando una V
- ✓ Manos Lineales en las Escápulas
- ✓ Plantas de los pies

Además, entregar Reiki en las muñecas y en la parte de la columna vertebral situada a la altura de los omoplatos.

Equilibrio (perdida del):

Se ha de entregar Reiki sobre el cráneo del paciente, además de las siguientes posiciones:

- ✓ Orejas
- ✓ Hígado / Vesícula (Manos Paralelas)

Erupciones en la piel:

Realizar tratamiento completo, después llevar a cabo las siguientes posiciones:

- ✓ Garganta
- ✓ Hígado – Vesícula (Manos Paralelas)
- ✓ Zona Pélvica formando una V
- ✓ Manos Paralelas en las Escápulas
- ✓ Riñones

También dar Reiki sobre el sexto Chakra.

Esclerosis Múltiple:

Recomendable iniciar al paciente en Reiki.

Dar tratamiento completo, sobre todo en las partes enfermas. Además, se realizarán las siguientes posiciones

- ✓ Ojos
- ✓ Nuca
- ✓ Plexo Solar y Centro Hará

Se aconseja dar Reiki en el sexto Chakra, así como también en los omoplatos.

Otro método aconsejable es dar al paciente Reiki entre dos personas, una de ella colocando las manos en las plantas de los pies y la otra persona colocando sus manos sobre la cabeza.

Recomiendo practicar las técnicas japonesas de Reiki ShuchuReiki o RenzokuReikiHo; para ello es importante que mantengamos contacto con otros reikistas para que puedan acompañarte y/o ayudarte cuando se requiera.

Espalda (dolores de):

Entregar tratamiento completo colocando las manos adicionalmente en las siguientes posiciones:

- ✓ Ojos
- ✓ Manos Lineales en las Escápulas
- ✓ Manos Paralelas en las Escápulas
- ✓ Hueco Poplíteo
- ✓ Manos

Espasmos:

Dar tratamientos completos de Reiki, después colocar las manos con tiempo adicional sobre las zonas enfermas.

Espondilolistesis:

Realizar tratamiento completo, posteriormente colocar ambas manos en los hombros hasta que la energía se disipe.

Después descender por toda la espalda palmo a palmo hasta llegar a la zona del sacro, deteniéndose más tiempo en las zonas afectadas.

Estenosis Espinal:

Realizar tratamiento completo; deteniendo más tiempo (10 a 15 minutos) en las siguientes posiciones:

- ✓ Cabeza
- ✓ Columna (toda)
- ✓ Nalgas
- ✓ Piernas
- ✓ Rodillas
- ✓ Nalgas-rodillas
- ✓ Tobillos
- ✓ Plantas de los pies

Estomago (dolores del):

Entregar tratamiento completo, posteriormente realizar las siguientes posiciones:

- ✓ Hígado / Vesícula (Manos Paralelas)
- ✓ Plexo Solar y Centro Hará

Si estos dolores fueran de carácter crónico tratar también el sexto Chakra; además de la posición en la Planta de los Pies.

Falta de vitalidad:

Se hará tratamiento completo mientras persista la situación, posteriormente con tiempo adicional en las siguientes posiciones:

- ✓ Haremos una armonización de los Chakras
- ✓ Corona
- ✓ Plexo solar
- ✓ Coxis
- ✓ Genitales
- ✓ Glúteo
- ✓ Perineo

Fiebre:

Se hará tratamiento completo con tiempo adicional en las siguientes posiciones:

- ✓ Ojos
- ✓ Orejas
- ✓ Garganta
- ✓ Cardiaco
- ✓ Bazo / Páncreas

Dentro de las llamadas "Crisis de sanación" la fiebre puede subir, pero esta rápidamente bajará. Si la fiebre persiste o es muy fuerte realizar las siguientes posiciones adicionales:

- ✓ Sacro iliaco
- ✓ Manos

Flebitis:

Dar tratamiento completo con tiempo adicional, entre 10 y 15 minutos en las siguientes posiciones:

- ✓ Orejas
- ✓ Garganta
- ✓ Bazo / Páncreas
- ✓ Plexo Solar y Centro Hará
- ✓ Zona Pélvica formando una V
- ✓ Riñones
- ✓ Sacro iliaca

Fracturas:

Dar Reiki cerca de la fractura, evitar hacerlo sobre ella; esto ayudará al paciente reduciendo, la hinchazón y el dolor; además dar Reiki en las siguientes posiciones:

- ✓ Ojos
- ✓ Hígado / Vesícula (Manos Paralelas)
- ✓ Sacro iliaca
- ✓ Hueco Poplíteo

Frigidez:

Realizar tratamientos completos, luego dar Reiki en las siguientes posiciones:

- ✓ Ojos
- ✓ Plexo Solar y Centro Hará
- ✓ Sacro iliaca

Posteriormente dar Reiki en los chakras segundo y quinto.

En lo posible tratar de dar Reiki a ambos componentes de la pareja, realizando tratamientos completos en forma regular, insistiendo en los chakras mencionados. Usar símbolos SHK y CHK en ese orden Chakra Corona y Chakra Segundo.

Garganta:

Realizar tratamientos completos; además realizar las siguientes posiciones:

- ✓ Sienes
- ✓ Orejas
- ✓ Garganta
- ✓ Dar Reiki sobre los dedos pulgares de los pies.

Gastritis:

Entregar tratamiento completo con tiempo extra en las siguientes posiciones:

- ✓ Garganta
- ✓ Bazo – Páncreas
- ✓ Plexo Solar y Centro Hará
- ✓ Zona Pélvica formando una V
- ✓ Riñones

Glaucoma:

Entregar Reiki en ambos ojos, además realizar las siguientes posiciones:

- ✓ Ojos
- ✓ Garganta

Además, dar Reiki en los chakras segundo y sexto, terminando el tratamiento en los dedos pulgares de los pies.

Gota:

Se entregará tratamientos completos al menos dos veces al día mientras se presente el problema. Entregar tiempo adicional en las siguientes posiciones:

- ✓ Ojos
- ✓ Orejas
- ✓ Nuca
- ✓ Hígado – Vesícula (Manos Paralelas)
- ✓ Bazo – Páncreas
- ✓ Plexo Solar y Centro Hara
- ✓ Manos Paralelas en las Escápulas

Hematomas:

Dar Reiki en las zonas afectadas varias veces al día durante treinta minutos por zona.

Hemorroides:

Se dará Reiki en forma localizada, además de las siguientes posiciones:

- ✓ Hígado – Vesícula (Manos Paralelas)
- ✓ Plexo Solar y Centro Hara
- ✓ Manos Lineales en las Escápulas
- ✓ Manos Paralelas en las Escápulas
- ✓ Sacro iliaca
- ✓ Planta de los Pies
- ✓ Manos

Heridas cortantes:

Entregar Reiki alrededor de la zona afectada hasta que la sangre estanque y/o cierre la herida; en ocasiones se deberá de permanecer con las manos un largo rato en la zona afectada. NO dar Reiki sobre la herida.

Hepatitis:

Se entregará Reiki en tratamientos completos, realizando
adicionalmente las siguientes posiciones:

- ✓ Orejas
- ✓ Nuca
- ✓ Plexo Solar
- ✓ Hígado / Vesícula (Manos Paralelas)
- ✓ Bazo / Páncreas
- ✓ Riñones
- ✓ Partes internas de la rodilla
- ✓ Además, tratar los chakras primero y tercero.

Hígado (molestias):

Se entregará tratamiento completo; además se dará Reiki en las
siguientes posiciones:

- ✓ Ojos
- ✓ Orejas
- ✓ Nuca
- ✓ Hígado / Vesícula (Manos Paralelas)
- ✓ Bazo / Páncreas
- ✓ Plexo Solar y Centro Hara
- ✓ Manos Lineales en las Escápulas
- ✓ Riñones

Hipo:

El paciente debe de alzar las manos, el terapeuta de Reiki debe de
colocar una mano sobre la otra en el Chakra del plexo solar del
paciente. Si el hipo persiste se realizarán las siguientes posiciones:

- ✓ Orejas
- ✓ Nuca

Hipertensión arterial:

Dar Reiki colocando una mano en la zona de la nuca y la otra mano en el cuello sobre la arteria carótida, permanecer en esa posición durante tres minutos y luego cambiar del lado del cuello. Después colocar las manos en las siguientes posiciones:

- ✓ Coronilla
- ✓ Sienes
- ✓ Frente
- ✓ Corazón
- ✓ Estomago
- ✓ Tándem
- ✓ Riñones

Histeria:

Entregar Reiki en las muñecas de las manos del paciente, seguidamente masajear las manos del paciente por un lapso de tiempo de unos diez minutos.

También dar Reiki en el cráneo colocando las manos en forma transversal, adicionalmente realizar las siguientes posiciones:

- ✓ Plexo Solar y Centro Hará
- ✓ Manos Paralelas en las Escápulas
- ✓ Manos

Impotencia:

Tratamiento completo, entregando tiempo adicional en las siguientes posiciones:

- ✓ Ojos
- ✓ Plexo Solar y Centro Hará
- ✓ Zona Pélvica formando una V
- ✓ Manos Paralelas en las Escápulas
- ✓ Hueco Poplíteo

Se aconseja entregar Reiki a ambos componentes de la pareja, colocando énfasis en el segundo y quinto Chakra.

Para el caso de auto tratamiento, el reikista se dará Reiki sobre la zona genital.

Infecciones:

Entregar Reiki encima de la zona en la que se encuentra la infección; además daremos Reiki en las siguientes posiciones:

- ✓ Cardiaco
- ✓ Bazo – Páncreas
- ✓ Zona Pélvica formando una V
- ✓ Sacro iliaca
- ✓ Manos

En el caso de que la infección sea grave haremos las siguientes posiciones:

- ✓ Hígado – Vesícula (Manos Paralelas)
- ✓ Riñones

También podemos entregar Reiki en la zona de los ganglios linfáticos que se encuentren cerca del lugar de la infección.

Insomnio:

Realizar las siguientes posiciones adicionales después de realizar un tratamiento completo:

- ✓ Ojos
- ✓ Sienes
- ✓ Plexo Solar y Centro Hara
- ✓ Zona Pélvica formando una V
- ✓ Entregar Reiki en las clavículas. También entregar en el tercer Chakra si el insomnio es muy persistente.

Laringe (molestia en la):

Realizar tratamiento completo procurando enfatizar y entregar Reiki durante treinta minutos en la siguiente posición:

- ✓ Garganta

Además, entregar sobre los dedos pulgares de los pies y en la zona del empeine; si las molestias persisten entregar Reiki en el quinto Chakra.

Leucemia:

Entregar tratamiento completo y posteriormente realizar las siguientes posiciones:

- ✓ Hígado – Vesícula (Manos Paralelas)
- ✓ Plexo Solar y Centro Hara
- ✓ Zona Pélvica formando una V
- ✓ Riñones
- ✓ Hueco Poplíteo
- ✓ Manos

Realizar este tratamiento en forma persistente. Tratamientos completos y diario durante varias semanas.

Recomiendo practicar las técnicas japonesas de Reiki ShuchuReiki o RenzokuReikiHo; para ello es importante que mantengamos contacto con otros reikistas para que puedan acompañarte y/o ayudarte cuando se requiera.

Mareos:

Se colocan las manos por encima del cráneo y posteriormente se entrega Reiki en las siguientes posiciones:

- ✓ Orejas
- ✓ Hígado / Vesícula (Manos Paralelas)
- ✓ Hueco Poplíteo
- ✓ Manos

Memoria (problemas de):

Realizar tratamientos completos y periódicos; además colocar las manos en forma transversal sobre el cráneo por un periodo adicional de tiempo.

Meningitis:

Se dará tratamientos completos colocando las manos con tiempo adicional en las siguientes posiciones:

- ✓ Ojos
- ✓ Sienes
- ✓ Orejas
- ✓ Nuca
- ✓ Manos Lineales en las Escápulas
- ✓ Manos Paralelas en las Escápulas
- ✓ Riñones

Menopausia:

Se dará tratamientos completos colocando las manos con tiempo adicional en las siguientes posiciones:

- ✓ Ojos
- ✓ Sienes
- ✓ Orejas
- ✓ Nuca
- ✓ Hígado – Vesícula (Manos Paralelas)
- ✓ Bazo – Páncreas
- ✓ Zona Pélvica formando una V
- ✓ Riñones
- ✓ Sacro iliaca

Miedo (a la gente):

Realizar tratamiento completo. Después focalizar en la zona de los codos entregando Reiki en ambos codos tanto en la parte interna como externa de estos.

Miedo:

Se dará tratamientos completos colocando las manos con tiempo adicional en las siguientes posiciones:

- ✓ Ojos
- ✓ Sienes
- ✓ Orejas
- ✓ Nuca
- ✓ Garganta
- ✓ Bazo – Páncreas
- ✓ Plexo Solar y Centro Hara
- ✓ Zona Pélvica formando una V
- ✓ Riñones
- ✓ Sacro iliaca

En muchas ocasiones los miedos se originan en nuestra niñez; se puede realizar una Programación Mental con la utilización de los símbolos Reiki tal como se enseña en el Segundo Nivel.

Nariz:

Se realiza un tratamiento local; realizando un tiempo adicional en el sexto Chakra. Además, se colocará las manos en las siguientes posiciones:

- ✓ Ojos
- ✓ Cardiaco
- ✓ Hígado – Vesícula (Manos Paralelas)

Náuseas:

Dar tratamiento completo con tiempo adicional en las siguientes posiciones:

- ✓ Hígado – Vesícula (Manos Paralelas)
- ✓ Plexo Solar y Centro Hara

Si el paciente sufre de mareos al viajar, realizar las siguientes posiciones:

- ✓ Orejas
- ✓ Cardiaco
- ✓ Hígado – Vesícula (Manos Paralelas)
- ✓ Coronilla.

Neuralgias:

Se dará Reiki sobre las zonas reflejas de las manos y los pies; además se realizarán las siguientes posiciones:

- ✓ Ojos
- ✓ Nuca
- ✓ Manos

Nervios (ataques de):

Realizar tratamiento completo, con un tiempo adicional se colocará las manos en forma transversal sobre el cráneo; además se realizarán las siguientes posiciones:

- ✓ Ojos
- ✓ Nuca
- ✓ Bazo / Páncreas
- ✓ Zona Pélvica formando una V
- ✓ Manos Lineales en las Escápulas
- ✓ Manos Paralelas en las Escápulas
- ✓ Sacro iliaca
- ✓ Manos

Nuca (dolores de):

Entregar Reiki en la parte dolorida, también en las articulaciones sobre los dos pies en los pulgares. También se realizarán las siguientes posiciones:

- ✓ Bazo / Páncreas
- ✓ Plexo Solar y Centro Hará
- ✓ Zona Pélvica formando una V

Oídos:

Entregar tratamiento completo, posteriormente realizar las siguientes posiciones:

- ✓ Ojos
- ✓ Nuca
- ✓ Garganta
- ✓ Manos

Entregar Reiki en las plantas de los pies, desde la parte media hasta los dedos pulgares del pie.

Ojos:

Entregar tratamiento completo, posteriormente realizar las siguientes posiciones:

- ✓ Ojos
- ✓ Sienes
- ✓ Garganta
- ✓ Zona Pélvica formando una V
- ✓ Planta de los Pies

Dar Reiki en los dedos pulgares de las manos y de los pies.

Ovarios:

Tratamiento completo más tiempo adicional en las siguientes posiciones:

- ✓ Ojos
- ✓ Orejas
- ✓ Nuca
- ✓ Hígado / Vesícula (Manos Paralelas)
- ✓ Zona Pélvica formando una V

Paperas:

Entregar tratamiento completo diariamente y durante el tiempo que duren las molestias; además realizar las siguientes posiciones:

- ✓ Ojos
- ✓ Sienes
- ✓ Orejas
- ✓ Nucas
- ✓ Garganta

Parto:

Realizar tratamiento completo antes del parto; además realizar las siguientes posiciones:

- ✓ Plexo Solar y Centro Hará
- ✓ Zona Pélvica formando una V
- ✓ Riñones
- ✓ Hueco Poplíteo

Reiki actúa positivamente para ayudar en la dilatación, disminuye el dolor asociado al parto y en muchos casos ayuda al bebé a ponerse en una buena posición para nacer. Procurar dar Reiki hasta 5 horas antes del parto.

Piernas (molestias en las):

Se realizará tratamiento completo; también trataremos el tercer ojo. Posteriormente también haremos las siguientes posiciones:

- ✓ Ojos
- ✓ Sacro iliaca
- ✓ Hueco Poplíteo
- ✓ Plantas de los pies
- ✓ Manos

Pies (problemas en los):

Se entregará Reiki directamente en los pies, colocando las manos juntas en las zonas que presenten problemas. Esto lo realizaremos varias veces al día de veinte a treinta minutos.

Presión sanguínea alta:

Realizar las siguientes posiciones:

- ✓ Garganta
- ✓ Hígado / Vesícula (Manos Paralelas)
- ✓ Manos

Presión sanguínea baja:

Realizar las siguientes posiciones:

- ✓ Manos Lineales en las Escápulas
- ✓ Manos Paralelas en las Escápulas
- ✓ Sacroiliaca
- ✓ Manos

Próstata:

Entregar tratamiento completo adicionando las siguientes posiciones:

- ✓ Ojos
- ✓ Nuca
- ✓ Zona Pélvica formando una V
- ✓ Manos Paralelas en las Escápulas
- ✓ Hueco Poplíteo
- ✓ Planta de los Pies

Pulmonía:

Realizar tratamiento completo, focalizando además en el tórax y parte superior de la espalda. Adicionalmente se entregará Reiki en las muñecas y en los pulgares de ambas manos.

Otro procedimiento efectivo con Reiki es el siguiente:

Dar tratamientos completos en forma diaria. Posteriormente realizar las siguientes posiciones:

- ✓ Hombros
- ✓ Cuello
- ✓ Timo / corazón
- ✓ Plexo solar
- ✓ Bazo
- ✓ Espalda
- ✓ Planta de los pies

Evidentemente instaremos la paciente a visitar a su médico y colocarse en manos de este.

Resfriados:

Tratamientos completos; entregando Reiki adicionalmente en las siguientes posiciones:

- ✓ Ojos
- ✓ Garganta
- ✓ Cardiaco
- ✓ Bazo / Páncreas

Respiración (problemas de):

Tratamiento completo; entregando Reiki adicionalmente en las siguientes posiciones:

- ✓ Ojos
- ✓ Orejas
- ✓ Nuca
- ✓ Garganta
- ✓ Bazo / Páncreas
- ✓ Plexo Solar y Centro Hará
- ✓ Manos Paralelas en las Escápulas
- ✓ Riñones

Reumas:

Tratamiento completo; entregando Reiki adicionalmente en las siguientes posiciones:

- ✓ Plexo Solar y Centro Hará
- ✓ Zona Pélvica formando una V
- ✓ Riñones
- ✓ Hueco Poplíteo

Riñones:

Tratamiento completo; entregando Reiki adicionalmente en las siguientes posiciones:

- ✓ Ojos
- ✓ Zona Pélvica formando una V
- ✓ Riñones
- ✓ Sacro iliaca
- ✓ Planta de los Pies
- ✓ Además, tratar el segundo Chakra.

Rodillas:

Tratamiento completo; entregando Reiki adicionalmente en las siguientes posiciones:

- ✓ Hueco Poplíteo
- ✓ Manos

Además, colocar las manos en ambas rodillas, cubriéndolas del todo. Si las molestias son permanentes o crónicas se trabajará con en tercer y sexto Chakra, en ese orden.

Ronqueras:

Se hará tratamiento en forma local, adicionalmente realizaremos las siguientes posiciones:

- ✓ Ojos
- ✓ Orejas
- ✓ Nuca
- ✓ Garganta

Si las molestias persisten trabajaremos adicionalmente con el quinto Chakra.

Senilidad:

Tratamiento completo; entregando Reiki adicionalmente en las siguientes posiciones:

- ✓ Ojos
- ✓ Sienes
- ✓ Orejas
- ✓ Nuca
- ✓ Garganta
- ✓ Riñones

Senos:

Tratamiento completo; entregando Reiki adicionalmente en las siguientes posiciones en caso de tumores u otra cosa:

- ✓ Ojos
- ✓ Orejas
- ✓ Garganta
- ✓ Bazo – Páncreas

Para aquellas mujeres iniciadas en Reiki, en forma preventiva entregarse Reiki en los pechos por un periodo de quince a treinta minutos por mama, en forma diaria.

Sida:

Se dará tratamiento completo al menos por tres meses en forma diaria; adicionalmente se realizarán las siguientes posiciones:

- ✓ Cardiaco
- ✓ Plexo Solar y Centro Hará
- ✓ Zona Pélvica formando una V
- ✓ Manos Paralelas en las Escápulas
- ✓ Riñones
- ✓ Manos

Recomendación, que el paciente se inicie en Reiki para darse auto tratamiento.

Recomiendo practicar las técnicas japonesas de Reiki Shuchu Reiki o Renzoku ReikiHo; para ello es importante que mantengamos contacto con otros reikistas para que puedan acompañarte y/o ayudarte cuando se requiera.

Sinusitis:

Realizar tratamiento local, prestando atención al segundo y sexto Chakra; además colocar las manos en las siguientes posiciones:

- ✓ Zona Pélvica formando una V
- ✓ Manos Paralelas en las Escápulas
- ✓ Sacroiliaca
- ✓ Planta de los Pies

Stress:

Reiki es de gran ayuda y eficacia para el tratamiento del stress. Realizar tratamientos completos por lo menos por cinco días consecutivos, después de ello dar sesiones de Reiki una vez por semana durante dos a tres meses.

Tabaquismo:

Dar tratamientos completos.

Trabajar sobre los chakras primero y sexto; además colocar las manos en las siguientes posiciones:

- ✓ Ojos
- ✓ Nuca
- ✓ Garganta
- ✓ Plexo Solar y Centro Hará
- ✓ Zona Pélvica formando una V
- ✓ Riñones
- ✓ Manos

Taquicardia:

Realizar Reiki localizado en ambas muñecas, llevando acabo además las siguientes posiciones:

- ✓ Garganta
- ✓ Plexo Solar y Centro Hará
- ✓ Manos

Tartamudeo:

Se dará Reiki completo, adicionalmente entregaremos en las siguientes posiciones:

- ✓ Orejas
- ✓ Cardiaco
- ✓ Bazo –Páncreas

También entregaremos Reiki debajo de ambas clavículas.

Torceduras:

Realizar Reiki localizado, entre veinte y treinta minutos, de tres a cinco veces al día.

Tos:

Dar Reiki en la parte superior de la espalda, adicionalmente realizar las siguientes posiciones:

- ✓ Ojos
- ✓ Garganta
- ✓ Cardiaco
- ✓ Plexo Solar y Centro Hará

Trastorno Bipolar:

Se recomienda dar sesiones seguidas de Reiki. Realizar tratamiento completo, entregando más tiempo del habitual en las siguientes posiciones:

- ✓ En cada una de las posiciones de la cabeza
- ✓ Garganta
- ✓ Plexo Solar
- ✓ Raíz
- ✓ Rodillas
- ✓ Plantas de los pies

Vacío Estomacal (Sensación de):

Realizar tratamiento completo, entregando más tiempo del habitual en las siguientes posiciones:

- ✓ Cuello
- ✓ Tiroides
- ✓ Plexo Solar
- ✓ Bajo vientre
- ✓ Supra renales (Chakra raíz)
- ✓ Coxis
- ✓ Plantas de los pies

Varices:

Realizar tratamiento completo; posteriormente tratar ambas piernas, colocando una mano por la parte interior del muslo y la otra colocándola en la ingle del mismo lado, ambas manos se deben de tocar en los dedos. Posteriormente cambiar de pierna.

Recuerde informarle al paciente de las posiciones en las que va a colocar sus manos.

Vejiga:

Tratar el segundo Chakra; adicionalmente colocaremos las manos en las siguientes posiciones:

- ✓ Nuca
- ✓ Zona Pélvica formando una V
- ✓ Manos Lineales en las Escápulas
- ✓ Sacroiliaca
- ✓ Planta de los Pies

En el siguiente capítulo desarrollaremos más en profundidad algunas dolencias y/o enfermedades. De que se tratan estas y cómo podemos ayudar con Reiki en su tratamiento.

DESCRIPCIÓN MÁS PROFUNDA DE ALGUNAS ENFERMEDADES Y SU TRATAMIENTO REIKI

En este capítulo he querido desarrollar más el aspecto de algunas enfermedades y otras situaciones. En algunos casos puede que te sean familiares y en otras pueden ser nuevas.

Siempre he pensado que toda persona que realice alguna actividad; sea cual sea esta debe estar permanentemente estudiando, aprendiendo, incorporando nuevas habilidades y fortalezas. No sirve dar todo por sabido o conocido y Reiki no es la excepción.

La mayor parte de los reikistas no pertenecen al área de la salud, pero si trabajan con personas aquejadas de las más diversas enfermedades, molestias o situaciones. Este trabajo requiere el que sepamos de lo que al menos estemos tratando con Reiki; síntomas, características, órganos comprometidos, etc.

No perdiendo de vista nunca de que no somos sanadores solo el canal por el que la Energía Universal va a llegar al paciente, creo que no está de más el saber; ya que el conocimiento no ocupa espacio. Al conocer lo que estamos tratando con Reiki, podremos maravillarnos aún más de como la Energía trabaja en nuestro cuerpo físico.

Cada cierto tiempo a mis estudiantes de Reiki y cada vez que la oportunidad lo permite organizo talleres que son impartidos por kinesiólogos, psicólogos, obstetras y médicos para incorporar nuevas herramientas y saberes.

Con ese ánimo he preparado el presente capítulo para incorporar nuevos elementos y conocimientos. Espero que te sea de utilidad.

,

ACROMEGALIA

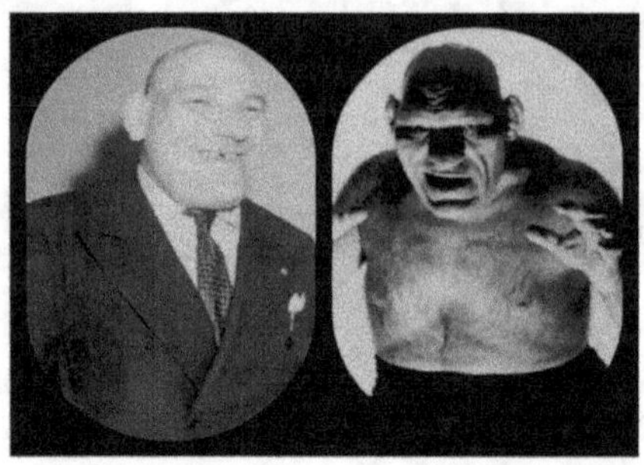

La *Acromegalia* es una enfermedad crónica en personas cuya edad fluctúa entre los 40 y 60 años, aunque puede aparecer en niños y adolescentes antes de finalizar el crecimiento, como también en la tercera edad. Se presenta en ambos sexos y es más frecuente en mujeres que en hombres. Esta enfermedad se produce por la existencia de un tumor benigno en la hipófisis, en la mayoría de los casos, y también por una secreción excesiva de la hormona del crecimiento, que se produce en la glándula pituitaria y que da lugar al crecimiento de dicho tumor.

No hay que confundir la acromegalia con el gigantismo, este presenta excesivo crecimiento de los huesos antes de la pubertad y la acromegalia se relaciona con la aparición de una neoplasia (tumoración) benigna en la glándula pituitaria, lo que provoca un crecimiento anormal en las extremidades del adulto.

El cuadro clínico que presenta esta enfermedad está caracterizado por un crecimiento exagerado de los huesos de la cara, mandíbula, manos, pies, cráneo y también por un agrandamiento de las vísceras y otros tejidos blandos como la glándula de la tiroides, el riñón y el corazón.

El cuadro más representativo es de facciones grandes y exageradas en la mandíbula, mentón, separación de los dientes, nariz exagerada, orejas, labios, lengua, senos frontales, pies y manos grandes, piel engrosada, voz ronca, dolores de las articulaciones, fatiga (astenia), ciclos menstruales irregulares en las mujeres e incluso producción de leche materna fuera de la lactancia, impotencia sexual en los hombres y disminución de la libido en ambos sexos, también cardiomegalia, hipertensión arterial, aterosclerosis, tendencia mayor a la diabetes, dolor de cabeza intenso, hormigueos, dolor y disminución de fuerza muscular en una o en las dos manos.

Síntomas

Los síntomas de acromegalia pueden ser cualquiera de los siguientes:

- Olor en el cuerpo
- Síndrome del túnel carpiano
- Disminución de la fuerza muscular (debilidad)
- Disminución de la visión periférica
- Fatiga fácil
- Estatura excesiva (cuando la producción excesiva de hormona del crecimiento comienza en la niñez)
- Sudoración excesiva
- Dolor de cabeza
- Ronquera
- Dolor articular, movimiento articular limitado, hinchazón de las áreas óseas alrededor de una articulación
- Huesos faciales grandes
- Pies grandes (cambio en la talla de los zapatos), manos grandes (cambio en el tamaño del anillo o los guantes)
- Glándulas exageradas en la piel (glándulas sebáceas)
- Agrandamiento de la mandíbula (prognatismo) y de la lengua (macroglosia)

- Apnea del sueño
- Engrosamiento de la piel, papilomas cutáneos
- Dientes muy espaciados
- Dedos de manos o pies ensanchados, con hinchazón, enrojecimiento y dolor

Otros síntomas que pueden ocurrir por esta enfermedad son:

- Pólipos en el colon
- Crecimiento excesivo de vello en las mujeres (hirsutismo)
- Diabetes tipo 2
- Aumento de peso (involuntario)

TRATAMIENTO CON REIKI

Hacer un tratamiento completo, deteniéndose por más tiempo en las partes afectadas. Adicionalmente tratar:

- ✓ Cabeza
- ✓ Occipital
- ✓ Frente
- ✓ Cuello
- ✓ Pecho
- ✓ Estómago – intestinos
- ✓ Páncreas
- ✓ Riñones
- ✓ Articulaciones de brazos y piernas
- ✓ Cualquier abultamiento visible.

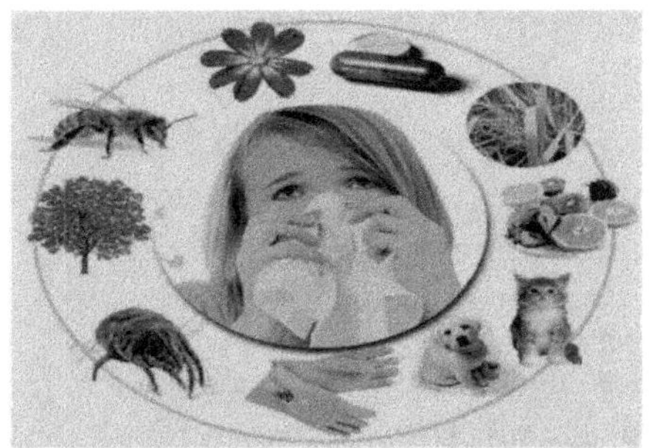

La *alergia* más que una enfermedad es una característica de algunas personas. La sustancia a la que se es alérgico se llama alérgeno y los síntomas provocados, reacciones alérgicas.

Cuando penetra un alérgeno en el organismo el sistema inmunitario produce anticuerpos, en particular la histamina. Las reacciones alérgicas provocan una respuesta del sistema inmune, activando la inmunoglobulina, u otras vías del sistema inmune, anticuerpo capaz de reaccionar entre diversas sustancias como: pólenes, ácaros, polvos, algunos alimentos y también medicamentos, ocasionando reacciones alérgicas.

Según donde ataque la alergia puede producir: rinitis (mucosa nariz), conjuntivitis (ojos), asma (bronquios), eccema (piel), gastroenteritis alérgica (aparato digestivo).

Rinitis Alérgica: se produce en las fosas nasales y senos para-nasales por inflamación de las membranas nasales.

La rinitis alérgica cuando se produce sólo en primavera o verano la llamamos estacional (pólenes en el aire). Cuando ocurre todo el año es perenne (ácaros de polvo, hongos de la humedad, pelos de animales).

Esta alergia afecta a la nariz y también a los ojos (picazón, lagrimeo). También puede aparecer picazón en la garganta, ya que la nariz expulsa polen hacia la garganta.

Cuando nos sonamos la nariz sin cesar es porque la mucosidad que mantiene despejadas las fosas nasales se convierte en líquido acuoso ante una reacción alérgica al polen. La congestión nasal es otra manifestación con la que suelen vivir el 50% de las personas alérgicas.

Lo más importante es prevenir las alergias evitando tener contacto con todo lo que genere esta condición. En cuanto a los alimentos que producen reacciones alérgicas lo más efectivo es evitar ingerir el alimento alergénico. En todo caso el médico especialista es quien debe poner un tratamiento adecuado según cada caso. Evitemos la automedicación.

Conjuntivitis Alérgica: cuando los ojos se enrojecen, cuando hay lagrimeo o aparece un intenso prurito estamos hablando de conjuntivitis alérgica. Las partículas se acumulan en el interior del ojo y te impulsan a frotarlo para eliminarlas, cuanto más te frotes más se irritan los tejidos y más te pican los ojos por consecuencia.

Asma: llamamos asma a la obstrucción de las vías respiratorias por un espasmo de los músculos que rodean al bronquio y por la inflamación de sus paredes. Los síntomas del asma son: dificultad para respirar y silbidos en el pecho. El asma como enfermedad alérgica tiene una base o predisposición genética. Una vez que el proceso inflamatorio se ha instalado, los bronquios quedan más sensibles y tienden a obstruirse por cambios climáticos, exposición a alérgenos o por ejercicios violentos.

Dermatitis Atópica o eccema: cuando la piel sufre una inflamación pruriginosa se produce el eccema y puede manifestarse en cualquier parte del cuerpo. Pueden ser causa de este problema los alimentos y también los alérgenos aéreos.

Gastroenteritis: la intolerancia a algunos alimentos puede ocasionar reacciones alérgicas en el aparato digestivo y se manifiestan en los labios, lengua y garganta, que se hinchan o suelen picar.

La forma más efectiva de prevenir las alergias es evitar el contacto con los generadores de la enfermedad, a veces, solo será necesario revisar el medio ambiente en que nos movemos, realizar limpiezas más profundas; otros, como en el caso de los alérgenos, cuyo contacto es difícil de evitar, mejor visitar al especialista que ofrecerá un tratamiento adecuado según cada caso.

TRATAMIENTO CON REIKI

Cómo tratar las alergias con Reiki: hacer un tratamiento completo deteniéndose en: los ojos, nariz, garganta, bronquios y pulmones, estómago e intestinos y por más tiempo en el hígado

También podemos realizar la siguiente secuencia:

Tratamiento completo, además de aplicaciones locales en las posiciones:

- ✓ Ojos
- ✓ Hígado / Vesícula (manos paralelas)
- ✓ Plexo Solar y Centro Hare
- ✓ Formando una V en la zona pélvica

ALZHEIMER

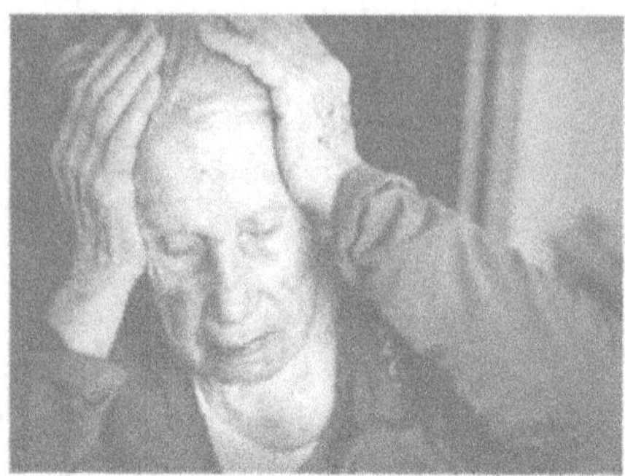

El *Alzheimer* es una enfermedad neurodegenerativa. Se caracteriza por la pérdida progresiva de la memoria a medida que las células nerviosas (neuronas) mueren y otras zonas del cerebro se atrofian o debilitan.

El riesgo de padecer la enfermedad es mayor en las mujeres y en particular entre la población mayor de 85 años, lo que la edad avanzada es el riesgo principal para sufrir la enfermedad, considerada una enfermedad senil. Existiendo por supuesto excepciones a esta regla, presentando también en individuos más jóvenes.

Las causas de la enfermedad, aunque no están totalmente descubiertas, se sabe que el déficit de la acetilcolina, el acúmulo de amiloide y los trastornos metabólicos son sus principales causas.

Esta enfermedad se caracteriza por la pérdida de neuronas y sinapsis en la corteza cerebral y en otras partes subcorticales. Esta pérdida determina en una atrofia de las regiones afectadas, degenerando el lóbulo temporal y parietal y partes de la corteza frontal y la circunvolución cingulada.

Los síntomas de demencia abarcan dificultad con muchas áreas de la función mental, entre ellas:

- El comportamiento emocional o la personalidad
- El lenguaje
- La memoria
- La percepción
- El pensamiento y el juicio (habilidades cognitivas)

La demencia aparece primero generalmente como olvido.

El deterioro cognitivo leve, es la fase entre el olvido normal debido al envejecimiento y el desarrollo del mal de Alzheimer. Las personas con deterioro cognitivo leve tienen ligeros problemas con el pensamiento y la memoria que no interfieren con las actividades cotidianas y con frecuencia, son conscientes del olvido. No todas las personas con deterioro cognitivo leve progresan a mal de Alzheimer.

Los síntomas del deterioro cognitivo leve abarcan:

- Dificultad para realizar más de una tarea a la vez
- Dificultad para resolver problemas
- Olvidar hechos o conversaciones recientes
- Tardar más tiempo para llevar a cabo actividades más difíciles

Los síntomas tempranos del mal de Alzheimer pueden abarcar:

- Dificultad para realizar tareas que exigen pensar un poco, pero que solían ser fáciles, tales como llevar el saldo de la chequera, participar en juegos (como el de cartas) y aprender nueva información.

- Perderse en rutas familiares.
- Problemas del lenguaje, como tener dificultad para encontrar el nombre de objetos familiares.
- Perder interés en actividades que previamente disfrutaba, estado anímico indiferente.
- Extraviar objetos.
- Cambios de personalidad y pérdida de habilidades sociales y de relación.

A medida que el mal de Alzheimer empeora, los síntomas son más obvios e interfieren con la capacidad para cuidarse.

Los síntomas pueden abarcar:

- Cambio en los patrones de sueño, despertar habitualmente por la noche.
- Tener delirios, depresión, agitación.
- Dificultad para realizar tareas básicas, como preparar las comidas, escoger la ropa adecuada o conducir.
- Dificultad para leer o escribir.
- Olvidar detalles sobre hechos cotidianos.
- Olvidar hechos de su propia vida, perder la noción de quién es.
- Alucinaciones, discusiones, comportamiento violento y dar golpes.
- Deficiente capacidad de discernimiento y pérdida de la capacidad para reconocer el peligro.
- Uso de palabras erróneas, no pronunciar las palabras correctamente, hablar con frases confusas e incoherentes.
- Retraerse del contacto social.

Las personas con mal de Alzheimer avanzado ya no pueden:

- Reconocer a los miembros de la familia
- Llevar a cabo actividades básicas de la vida diaria, como comer, vestirse y bañarse
- Entender el lenguaje
- Otros síntomas que pueden presentarse con el mal de Alzheimer:
- Incontinencia
- Problemas para deglutir

TRATAMIENTO CON REIKI

En la actualidad no existe cura para la enfermedad de Alzheimer, pero sí tratamientos que pueden reducir el grado de progresión de la enfermedad, de modo que son de naturaleza paliativa.

El tratamiento con Reiki reduce en gran manera el grado de progresión de la enfermedad, en algunos casos han mejorado los pacientes en otros se ha detenido el avance de la enfermedad, de una forma u otra el paciente se beneficia notablemente del tratamiento Reiki.

Para tratar con Reiki el Alzheimer, hacer un tratamiento completo, deteniéndose por más tiempo en:

- ✓ Cabeza
- ✓ Frente
- ✓ Cerebelo
- ✓ Sienes
- ✓ Estómago
- ✓ Vientre
- ✓ Rodillas
- ✓ Plantas de los pies

ANOREXIA

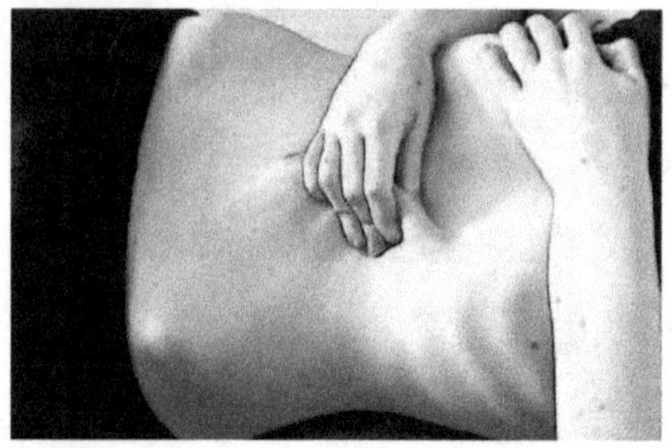

La *anorexia* consiste en un trastorno de la conducta alimentaria que supone una pérdida de peso provocada por el propio enfermo y lleva a un estado de inanición. La anorexia se caracteriza por el temor a aumentar de peso, y por una percepción distorsionada, delirante y alucinante del propio cuerpo que hace que el enfermo se vea gordo aun cuando su peso se encuentra por debajo de lo recomendado. Por ello inicia una disminución progresiva del peso mediante ayunos y la reducción de la ingesta de alimentos.

Normalmente comienza con la eliminación de los hidratos de carbono, ya que existe la falsa creencia de que engordan. A continuación, rechaza las grasas, las proteínas e incluso los líquidos, llevando a casos de deshidratación extrema. A estas medidas drásticas se le pueden sumar otras conductas asociadas como la utilización de diuréticos, laxantes, purgas, vómitos provocados o exceso de ejercicio físico. Las personas afectadas pueden perder desde un 15 a un 50 por ciento, en los casos más críticos, de su peso corporal. Esta enfermedad suele asociarse con alteraciones psicológicas graves que provocan cambios de comportamiento, de la conducta emocional y una estigmatización del cuerpo.

Causas

Su causa es desconocida, pero los factores sociales parecen importantes, principalmente entre adolescentes que buscan constantemente la aceptación de sus pares y la imitación de modelos que se entregan a través de los medios de comunicación; entendiendo con esto que una auto estima baja o débil servirá de caldo de cultivo para esta condición. Aunque hay muchos factores socioculturales que pueden desencadenar la anorexia, es probable que una parte de la población tenga una mayor predisposición física a sufrir este trastorno, independientemente de la presión que pueda ejercer el entorno. Por ello existen de factores generales que se asocian a un factor desencadenante o cierta vulnerabilidad biológica, que es lo que precipita el desarrollo de la enfermedad.

- La propia obesidad del enfermo.
- Obesidad materna.
- Muerte o enfermedad de un ser querido.
- Separación de los padres.
- Alejamiento del hogar.
- Fracasos escolares.
- Accidentes.
- Sucesos traumáticos.

La anorexia nerviosa es un desorden alimenticio y psicológico a la vez. Es como una adicción a cualquier droga o sustancia.

Las características esenciales de este trastorno son la distorsión de la propia imagen corporal y el no reconocer, aunque sea evidente para el resto su propia delgadez. Ante un fracaso o siguiendo el consejo de una amiga les surge el deseo de perder peso, se animan a seguir perdiendo peso, sólo comen determinados alimentos y en determinadas cantidades, separan la comida en pequeñas porciones, el hambre la mitigan bebiendo una gran cantidad de agua tratando de sentir una falsa sensación de "saciedad", para evitar el aumento de peso utilizan laxantes o vómitos o ejercicio físico exagerado.

Según progresa la enfermedad aumentan las medidas anómalas, comienzan a tener complicaciones físicas, el organismo se vuelve vulnerable a infecciones, a problemas gastrointestinales, pierden la menstruación, se les cae el pelo, la piel se reseca y pierde color.

Psicológicamente aparecen síntomas de depresión, cambios de carácter, negación del problema y a pesar de estar escuálidas se ven gordas, se sienten insatisfechas con su cuerpo y con su imagen.

El enfermo, paralelamente a una alimentación nutritiva, deberá someterse a una terapia psiquiátrica. El tratamiento puede ser guiado tanto por un médico clínico como por un psicólogo. En casos extremos, el paciente deberá ser hospitalizado.

TRATAMIENTO CON REIKI

Tratamientos completos y adicionalmente colocaremos nuestras manos en:

-       Frente y occipital

-       Plexo solar

-       Tándem

Recomiendo aplicar la técnica de Segundo Nivel de Reiki de programación Mental – Emocional, utilizando los símbolos SHK y CHK

ANSIEDAD, FOBIAS Y ATAQUES DE PANICO

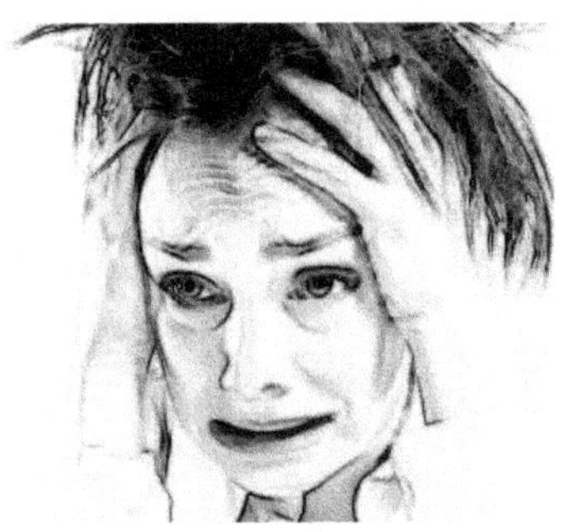

Algunas personas sufren de *Crisis de Ansiedad* de una forma espontánea, como si no hubiera ningún desencadenante. Esto ocurre en aquellas personas que padecen trastorno de pánico.

De repente, sin saber por qué, comienza la crisis de ansiedad y alcanza el máximo de miedo en cuestión de segundos, generalmente dos o tres minutos.

Según el tipo de situación que genera el miedo irracional y desproporcionado, se hace presente la agorafobia, fobia social u otras fobias específicas.

Por lo tanto, una crisis de ansiedad es una reacción de miedo o malestar intenso que se presenta de una forma repentina.

Los síntomas son:

- Palpitaciones
- Sudoración
- Temblores
- Sensación de ahogo
- Opresión en el pecho
- Náuseas o trastornos estomacales
- Inestabilidad o mareo
- Miedo a perder el control
- Miedo a morir.

TRATAMIENTO CON REIKI

Tratamientos completos, adicionalmente colocar las manos en la boca del estómago y posteriormente bajo el ombligo, permanecer en ambos puntos todo lo que sea necesario o hasta que el calor en nuestras manos comience a descender.

También practicar las mismas posiciones si eres tú quien sufre de alguna de estas condiciones.

ARTERIOSCLEROSIS

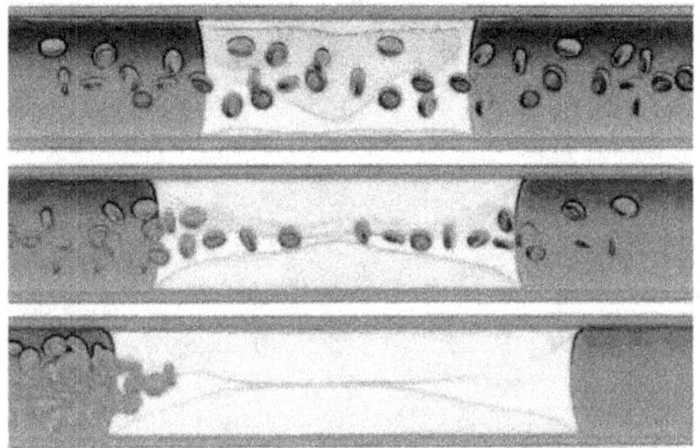

Llamamos *Arteriosclerosis* a cualquier endurecimiento de las arterias con pérdida de su elasticidad.

La arteriosclerosis usualmente está precedida de una aterosclerosis, una especie de infiltración grasosa en las paredes de los vasos sanguíneos. Las partes más delicadas ante esta degeneración son los vasos coronarios y las arterias del cerebro.

Los síntomas de la arteriosclerosis varían según las arterias involucradas.

Los factores de riesgo pueden ser:

- Hipertensión arterial.
- Tabaco.
- Obesidad.
- Diabetes.
- Dislipidemia.

El consumo de tabaco y la diabetes son los factores de riesgo asociados en el proceso arteriosclerótico más comunes, aunque no está claro que es lo que provoca la aparición de la enfermedad.

Tipos de Arteriosclerosis:

**Aterosclerosis*. Engrosamiento de la túnica íntima con placas que contienen macrófagos llenos de lípidos, grasas, principalmente el colesterol.

**Arteriosclerosis obliterante*, más frecuente en adultos mayores de 55 años y específica de las extremidades inferiores. Se caracteriza por fibrosis de las capas de las arterias y estrechamiento de la luz del vaso.

**Esclerosis de Monckeberg*, Especialmente se da en personas ancianas y que afecta a las arterias de la glándula tiroides y a las arterias del útero; esta enfermedad es poco frecuente.

**Arteriosclerosis Hialina*. Engrosamiento de las paredes de las arterias por depósito de material hialino (vidrio). Se da especialmente en pacientes con patologías renales y diabéticos.

**Esclerosis de la vejez*. Se caracteriza por rigidez arterial a medida que aumenta la edad y que se asocia con hipertensión sistólica.

No hay tratamiento médico demostrado por su validez total, si hay anticoagulantes, antihiperlipidémicos que sirven para disminuir sus causas. Es mejor evitar los factores de riesgo como: obesidad, hipertensión, sedentarismo, hiperglucemia, hipercolesterolemia, tabaquismo, etc.

Lo ideal es hacer ejercicio suave, dieta equilibrada, baja en grasas, vegetariana en lo posible, al menos durante un tiempo, sin productos lácteos, para contrarrestar la calcificación de arterias y la alta presión arterial, incorporar ejercicios de relajación para evitar el estrés, dejar de fumar, etc.

TRATAMIENTO CON REIKI

Hacer un tratamiento completo deteniéndose por más tiempo en la:

- ✓ Frente
- ✓ Sienes
- ✓ Dorso de la cabeza
- ✓ Sobre la cabeza
- ✓ Corazón
- ✓ Riñones
- ✓ Estómago e intestinos
- ✓ Tándem.

ASMA

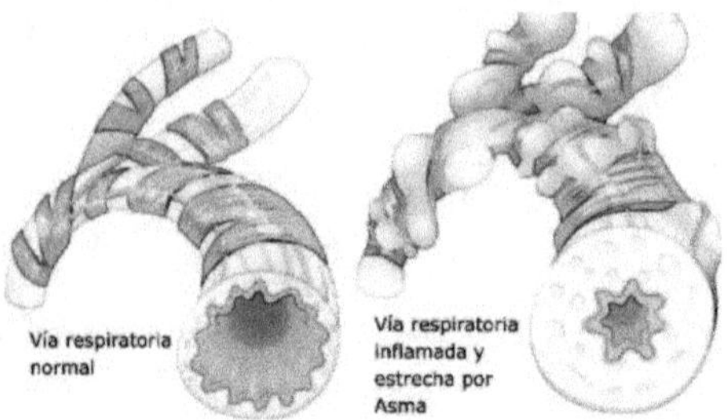

El *asma* es una enfermedad pulmonar, en la cual las vías respiratorias se inflaman o hinchan, dificultando la respiración.

El asma alérgica es la forma más común de asma.

Cuando se presenta un ataque de asma, los músculos que rodean las vías respiratorias se tensionan y su revestimiento se inflama. Esto reduce la cantidad de aire que puede pasar por estas.

En las personas con vías respiratorias sensibles, los síntomas de asma pueden desencadenarse por la inhalación de sustancias llamadas alérgenos o desencadenantes.

Los desencadenantes comunes del asma incluyen:

- Animales (caspa o pelaje de mascotas)
- Ácaros del polvo
- Ciertos medicamentos (ácido acetilsalicílico o aspirina y otros AINE)
- Cambios en el clima (con mayor frecuencia clima frío)
- Químicos en el aire o en los alimentos
- Ejercicio
- Moho
- Polen
- Infecciones respiratorias, como el resfriado común
- Emociones fuertes (estrés)
- Humo del tabaco

TRATAMIENTO CON REIKI

El ideal es realizar tratamiento completo, adicionalmente imponer las manos en las siguientes posiciones:

- ✓ Corona
- ✓ Frente y occipital
- ✓ Sienes
- ✓ Occipital y tabique nasal
- ✓ Garganta
- ✓ Pulmones
- ✓ Chakra corazón
- ✓ Plexo solar lado izquierdo y lado derecho
- ✓ Planta de los pies

BULIMIA

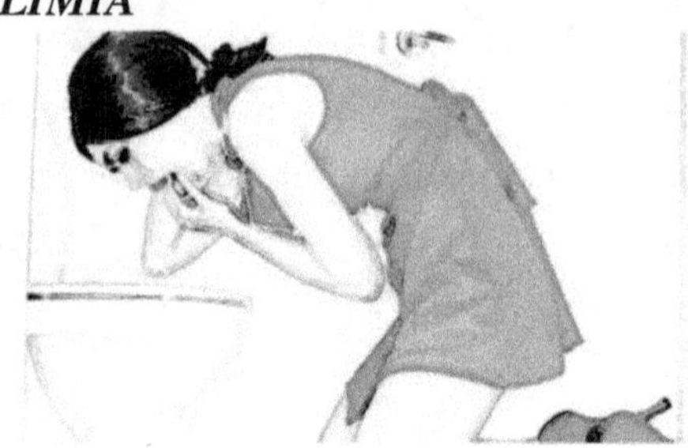

La *bulimia* es un desorden alimenticio caracterizado por la excesiva ingestión de alimentos. La comida es una adicción placentera y autodestructiva para las personas con bulimia, seguida del vómito auto inducido, el abuso de laxantes y ejercicios demasiado exigentes para el cuerpo.

Las causas suelen comenzar cuando existe rechazo con la apariencia del cuerpo, rechazo social, fracaso, presiones...

Esta enfermedad puede aparecer a cualquier edad y suele ir unida a traumas, separación familiar, divorcio, pérdida de un ser querido siendo estos algunos detonantes.

La bulimia es complicada de diagnosticar. Hay unos criterios básicos para identificar la enfermedad: ingesta abusiva de alimentos, no poder evitar la necesidad de comer, vómitos auto inducidos, uso de laxantes, diuréticos, enemas, exceso de ejercicio físico. Anormal preocupación por la apariencia física.

El tratamiento debe ser llevado por un médico, un psiquiatra o por un psicólogo clínico.

Las consecuencias de una bulimia pueden ser muy graves como: colon irritable, megacolon, reflujo gastrointestinal, hernia hiatal, perforación esofágica, pancreatitis, descenso de glucosa, cloro, calcio y potasio en sangre, arritmias, alteraciones genitales, óseas y renales.

TRATAMIENTO CON REIKI

Con Reiki en el plano mental y emocional, reduce la ansiedad aumentando la sensación de bienestar, es eficaz en el tratamiento de las enfermedades de origen psicológico.

Conseguimos efectos desintoxicantes, desbloquea las energías obstructivas producidas por miedos, traumas, ansiedades y situaciones extremas.

Incrementa la frecuencia vibratoria del cuerpo, produce una relajación profunda.

Realizar tratamientos completos, permanecer más tiempo en las siguientes posiciones:

- ✓ Todas las posiciones de la cabeza
- ✓ Plexo solar
- ✓ Tándem

CÁLCULOS RENALES

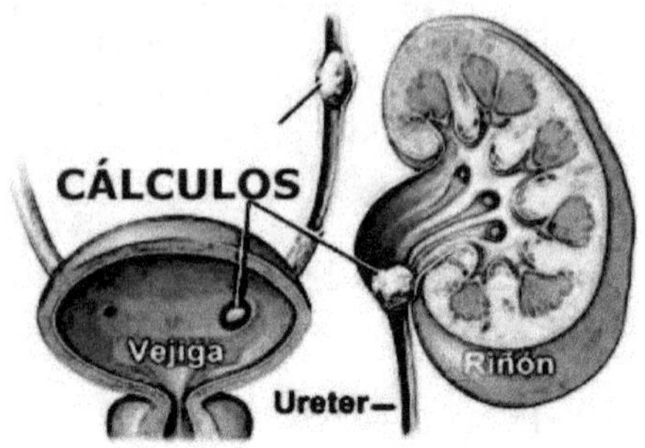

En la orina aparecen sales minerales que forman acumulaciones parecidas a piedras que alojan en los riñones, uréteres o vejiga.

Los síntomas pueden ser:

- Dolor de espalda.
- Náuseas y vómitos.
- Sensación de incomodidad.
- Dolor al orinar.
- Puede aparecer rastros de sangre en la orina.

Cuando el cálculo produce una infección pueden manifestarse:

- Escalofríos.
- Fiebre.
- Orina con fuerte mal olor.
- Al orinar puede causar un gran dolor.

Clases de Cálculos renales:

- Cálculos de calcio: si hay demasiado calcio en sangre
- Cálculos de ácido úrico: el ácido úrico se puede cristalizar en forma de cálculos.
- Cálculos de estruvita: aparecen por bacterias que infectan el tracto urinario.

- Cálculos de cistina: suelen aparecer en personas con una enfermedad hereditaria, ciertos aminoácidos son expulsados por los riñones.

Los cálculos renales deben tratarse siempre para evitar complicaciones, a veces pueden ser muy serias, principalmente dadas por sus molestias.

Los cálculos pequeños suelen ser expulsados del cuerpo por sí solos. Hay que tomar constante y gran cantidad de líquido para poder expulsarlos.

Si el cálculo no se expulsa en un tiempo razonable hay que extracrlo.

TRATAMIENTO CON REIKI

Hacer tratamiento completo, deteniéndose por más tiempo en:

- ✓ Riñones
- ✓ Estómago e intestinos
- ✓ Vejiga
- ✓ Áreas corporales doloridas.

DOLOR CERVICAL

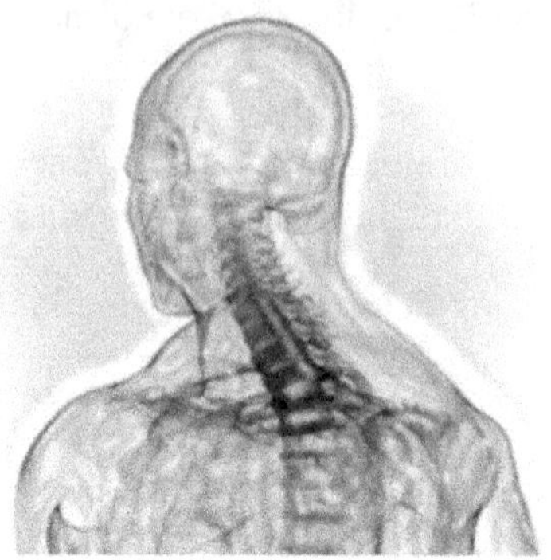

Los *dolores cervicales* son sensaciones desagradables que se localizan en el cuello o en zonas próximas a él.

El peso medio de la cabeza se estima en unos 4 kilogramos, por lo que los músculos del cuello están continuamente tensionados y trabajando. Un trabajo repetitivo o una posición difícil pueden producir contracturas musculares y dolor de cuello. El nerviosismo, la ansiedad se reflejan en esta zona causando mayor tensión y dolor.

Las vértebras del cuello, por los movimientos típicos de la cabeza sufren un gran desgaste, ya que están sometidos a un continuo roce.

El dolor de las cervicales es agudo cuando se presenta de una forma brusca, resultado de un tirón o esfuerzo demasiado fuerte, lo cual produce una lesión en los músculos del cuello.

El dolor crónico aparece de una manera recurrente como resultado de muchas causas.

Los síntomas del dolor cervical:

- Pesadez en el cuello.
- Dolor.
- Dolor en la zona superior de la espalda.
- Rigidez en el cuello.
- Rigidez en los hombros

Las causas del dolor cervical:

- Síntomas físicos de una enfermedad.
- Enfermedades reumáticas.
- Fibromialgia.
- Tumores en el mismo cuello o en la columna.
- Problemas de columna vertebral.
- Hernias cervicales.
- Defectos congénitos de las vértebras del cuello.
- Problemas de huesos: osteoporosis, artritis.
- Esfuerzos físicos.
- Traumatismos.
- Accidentes automovilísticos.
- Golpes.
- Lesiones de tipo deportivas.
- Esfuerzos o tensiones continuadas en la zona cervical:
- Malas posturas al sentarse.
- Posturas exigidas en el trabajo.

La presencia de dolores en la zona cervical requiere y obliga la visita al médico o especialista del área.

Medidas para aliviar el dolor de cuello:

- Cambiar postura al sentarnos.
- Utilizar un buen apoya cabezas en el automóvil.
- Utilización de cojines cervicales al viajar
- Utilizar una cama adecuada.
- El uso de almohadas adecuadas.
- No permanecer sentado demasiadas horas.

Remedios Caseros:

- En el caso de existir inflamación de las cervicales es recomendable aplicar frío en la zona para disminuir la inflamación.
- En caso de solo existir dolor o tensión aplicar calor, excelente resultado da el uso de Almohadillas Terapéuticas rellenas de semillas y hierbas medicinales.
- Realizar masajes utilizando aceites de romero o crema de árnica.
- Ejercicios indicados por un especialista para disminuir molestias al cuello y cervicales:

TRATAMIENTO CON REIKI

Hacer un tratamiento completo con el fin de relajar todos los músculos del cuerpo, reforzando especialmente en:

- ✓ Tercer y cuarto Chakra por delante
- ✓ Occipital
- ✓ Nuca
- ✓ Hombros
- ✓ Vértebras cervicales hasta la sétima vértebra
- ✓ Omóplatos
- ✓ Plantas de los pies
- ✓ Toda la columna vertebral terminando con una mano en el chakra raíz y la otra en la primera vértebra cervical.

CIATICA

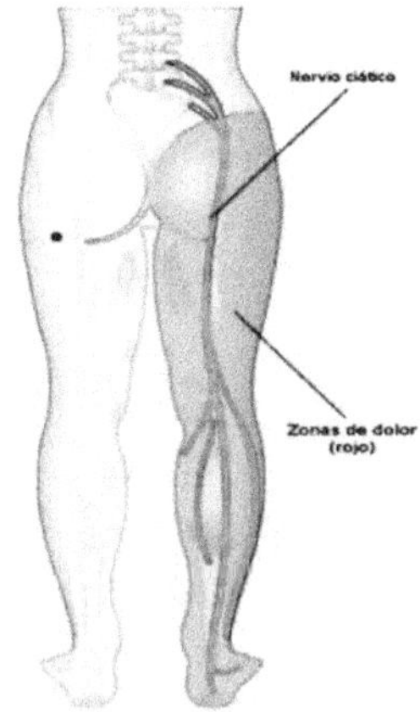

El *nervio ciático* es el más largo del cuerpo, se extiende desde las vértebras lumbares, cara posterior del muslo y de las piernas hasta el talón del pie.

A pesar de que la ciática es una forma relativamente común de dolor de espalda baja y dolor en las piernas, el verdadero significado del término es a menudo mal entendido.

La ciática es un conjunto de síntomas más que un diagnóstico de lo que irrita la raíz del nervio, causando el dolor. Este punto es importante, porque el tratamiento para los síntomas de la ciática suele ser diferente, dependiendo de la causa subyacente de los síntomas.

La ciática es causada generalmente por la compresión de los nervios lumbares L4 o L5 o de los nervios sacros, S2 S1 o S3, o con mucha menor frecuencia, por la compresión del nervio ciático en sí.

Causas que provocan el dolor:

- Presión en el nervio (provocada por el desplazamiento de los discos de la columna vertebral).
- Cuando el nervio es atrapado en cualquier lugar de su recorrido.
- Por hemorragias que compriman el nervio.

Síntomas:

- Dolor intenso y profundo en la nalga, muslo, pantorrilla y en el borde externo de la pierna, el tobillo y el pie.
- El dolor empeora al contraer algún músculo de las piernas.
- Ligero hormigueo en los pies.
- Sensación generalizada de pinchazos de agujas.
- Calambre o espasmo de la cadera hasta la rodilla.
- Dolor con descarga eléctrica en las piernas.
- Dolor fuerte que no permite caminar bien.

Recomendaciones:

- No doblar la columna para recoger un objeto del suelo, doblar las rodillas para hacerlo.
- Dormir sobre un colchón adecuado para la columna.
- No utilizar ropa ceñida al cuerpo.
- Sentarse con la espalda recta o "derecha".
- No practicar ejercicios bruscos.
- No permanecer sentado en silla dura durante mucho tiempo incorporarse y caminar durante algunos minutos.
- Evitar las caídas y movimientos bruscos.

Tratamiento:

Si el dolor es muy intenso se recomienda reposo, después de la fase aguda es recomendable evitar levantar objetos pesados, agacharse y estar sentado por largos periodos. Ante todo, hay que desinflamar el nervio.

Para aliviar los síntomas la natación es ideal.

Si el dolor y molestias se mantiene el médico debe evaluar cómo liberar la presión en el nervio.

TRATAMIENTO CON REIKI

En primer lugar, hay que sugerir a la persona afectada de ciática que se someta a un ajuste de la columna vertebral y del hueso sacro.

Tratamiento completo, deteniéndose adicionalmente en:

- ✓ Parte baja de la espalda,
- ✓ Glúteos
- ✓ Parte anterior y posterior de los muslos.
- ✓ Colocar una mano sobre el hueso sacro, con los dedos mirando hacia abajo y la otra mano junto a la primera con los dedos apuntando hacia arriba.
- ✓ Palmo a palmo, descender la segunda mano hasta alcanzar la rodilla.
- ✓ En la rodilla colocar las manos a ambos lados de la pierna, descender también palmo a palmo y tratar toda la parte inferior de la pierna y también la planta del pie.
- ✓ Realizar el tratamiento descrito más arriba en ambas piernas

DEPRESION

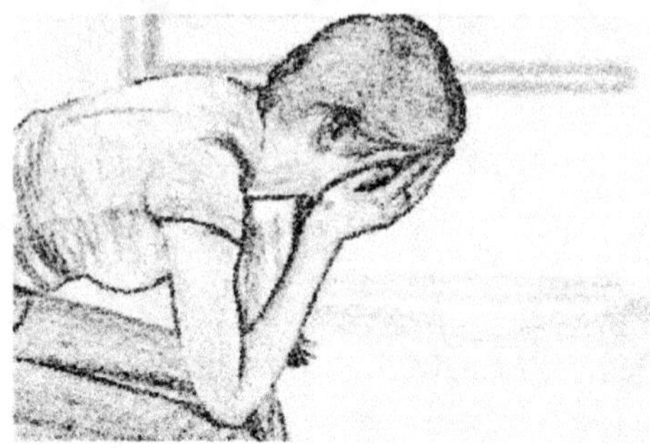

La *depresión* es una enfermedad común y quienes la padecen necesitan tratamiento para mejorar, aunque muchas personas depresivas se niegan a recibir tratamiento.

Tipos de Depresión:

- *Depresión grave:* incapacita a la persona y le impide desenvolverse con normalidad.
- *Depresión Mayor:* estado de ánimo triste o irritable la mayor parte de los días.
- *Trastorno distímico:* los síntomas son de larga duración (2 años o más), puede impedir a una persona a desarrollar una vida normal, es menos grave.
- *Depresión psicótica:* cuando una enfermedad depresiva grave va acompañada por alguna forma de psicosis: alucinaciones, delirios, etc.
- *Depresión posparto:* es un estado de depresión grave dentro del primer mes después del parto.
- *Trastorno afectivo estacional:* esta enfermedad depresiva suele aparecer durante los meses de invierno.
- *Trastorno bipolar:* se caracteriza por cambios cíclicos en el estado de ánimo (estados de ánimo muy elevados a estados de ánimo muy bajos, cambios bruscos de humor).

Síntomas de la Depresión:

- Sentimientos de tristeza, ansiedad, vacío existencial.
- Sentimientos de pesimismo.
- Sentimientos de culpa, inutilidad, irritabilidad.
- Pérdida de interés por todo, incluso lo que antes le gustaba.
- Fatiga, cansancio, falta de energía.
- Dificultad para concentrarse, tomar decisiones.
- Insomnio, despertar temprano o dormir demasiado.
- Agorafobia
- Comer excesivamente o perder el apetito.
- Pensamientos suicidas e intentos de suicidio.
- Dolores y malestares persistentes, sudoración de manos, jaquecas.

Causas de la Depresión:

No existe una causa única conocida, más bien es el resultado de una combinación de factores genéticos, bioquímicos y psicológicos.

Investigaciones recientes indican que las enfermedades depresivas son trastornos del cerebro.

Algunos tipos de depresión se transmiten de generación en generación, sin embargo, también se presentan sin antecedentes familiares. Los traumas, la pérdida de un ser querido, relaciones dificultosas, situaciones estresantes pueden provocar episodios de depresión, baja auto estima, la perdida laboral, económica, etc.

Cómo se trata la Depresión:

El primer paso para obtener tratamiento es visitar a un médico. Un virus, trastorno del tiroides, algunos medicamentos, pueden provocar los mismos síntomas que la depresión. El médico o profesional de la salud mental es el que debe llevar a cabo una evaluación diagnóstica completa y determinar si nos encontramos frente a un cuadro de depresión u otra enfermedad.

TRATAMIENTO CON REIKI

Tratamientos completos, entregando un tiempo adicional en las siguientes posiciones:

- ✓ Ojos
- ✓ Nuca
- ✓ Bazo / Páncreas
- ✓ Plexo Solar y Centro Hare
- ✓ Riñones
- ✓ Sacro iliaco

La recomendación es realizar sesiones periódicas de Reiki, por lo menos una vez por semana; sin comprometer un número determinado de estas sesiones.

Cada paciente es distinto y debemos que dejar que cumpla los tiempos necesarios por sí mismo.

La recuperación de un cuadro de depresión con Reiki tomara tres etapas:

1°La etapa en que Reiki trabajará con todas esas manifestaciones más físicas de una depresión, al final de esta etapa el paciente estará más tranquilo y preparado para enfrentar el hecho de que necesita ayuda y estará dispuesto a trabajar por su recuperación.

2°En esta etapa, el paciente y Reiki trabajaran en el detonante de un cuadro de depresión, tomará conciencia de que su estado responde a causas más profundas que aquello que hizo que el vaso se rebalsara. Muchos pacientes sospechan que se encuentran enfermos por una determinada situación más relacionada con su presente inmediato que en otra cosa. En esta etapa el paciente habla mucho de sí mismo, comienza a desahogarse, habla de sus penas y temores.

Recomiendo practicar la técnica de programación menta y emocional que se enseña con el Segundo Nivel junto a los símbolos SHK y CHK.

3° En la tercera y última etapa, el paciente y Reiki trabajan en la raíz del problema, en la causa real. Muchas veces esta causa real está relacionada con una situación del pasado más lejano del paciente y que de una u otra forma el consciente lo reprimió, pero en el subconsciente se encuentra presente y activo.

En general en esta etapa el paciente acepta la existencia de este suceso en particular de su vida permitiendo que salga y comience un proceso de sanación y reconciliación consigo mismo y su pasado.

Nunca debemos de olvidar que Reiki actúa en los cuatro campos que componen un ser humano: físico, mental, emocional y espiritual.

Dejemos que la Energía trabaje sola, no forcemos a nuestro paciente a nada.

Procuremos que visite a su especialista y NO instemos a nuestro paciente a dejar el tratamiento que se le haya prescrito.

DIABETES

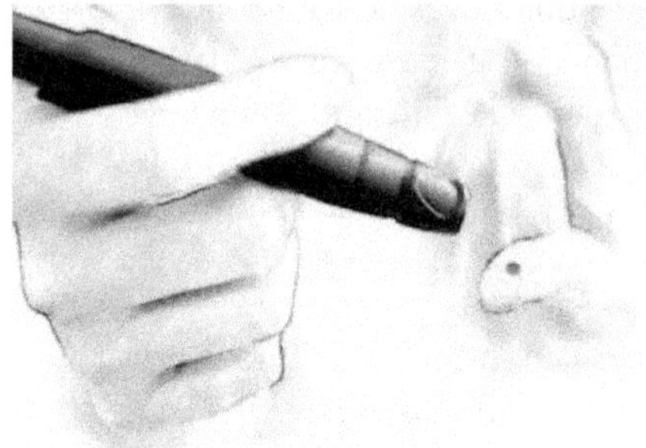

En medicina, el término *diabetes* comprende un grupo de trastornos metabólicos caracterizados por un aumento de la concentración de glucosa en el plasma sanguíneo.

A este grupo pertenecen:

- Diabetes Mellitus: tipo 1, tipo 2, gestacional.
- Diabetes Insípida.
- Diabetes tipo Modi.
- Diabetes Renal.
- Mino-Diabetes
- Fosfato Diabetes
- Prediabetes: por intolerancia a la glucosa por glicemia en ayuno alterada

Las personas a las que les ha sido diagnosticada la enfermedad por el especialista médico, saben a qué grupo pertenece su enfermedad, cuál es su tratamiento personalizado y qué cuidados debe tener para tenerla controlada

Cuando el páncreas produce muy poca o ninguna insulina (diabetes de tipo 1), o cuando el cuerpo no puede usar eficazmente la insulina que produce (diabetes de tipo 2), aparece la diabetes.

La glucosa es el azúcar principal que el cuerpo utiliza como fuente de energía y es transportada a través de la sangre para proporcionar energía a todas las células del cuerpo.

Las células no pueden usar la glucosa sin la ayuda de la insulina, que es la encargada de transportar la glucosa desde la sangre a los músculos y otros tejidos. Si el nivel de glucosa es elevado en la sangre y no se controla, puede causar varios y serios problemas que amenazan la vida del paciente.

Si la diabetes no es bien controlada, puede dañar el corazón, vasos sanguíneos, ojos, riñones y nervios a la larga. Por lo que a esta enfermedad se le puede asociar, por el alto riesgo que conlleva, otras enfermedades del corazón, hipertensión arterial, enfermedad cerebro-vascular y daño a los vasos sanguíneos en una proporción muy elevada, de 3 a 5 veces mayor en los diabéticos que en los no diabéticos.

TRATAMIENTO CON REIKI

Dar Reiki completo en lo posible dos veces al día y adicionalmente las siguientes posiciones:

- ✓ Sienes
- ✓ Nuca
- ✓ Bazo / Páncreas
- ✓ Plexo Solar y Centro Hare
- ✓ Riñones
- ✓ Parte media de la espalda (pleura)
- ✓ Rodillas
- ✓ Manos

Además, entregar Reiki en los codos. Recomiendo Iniciar en Reiki al paciente.

DISPLASIA FIBROSA

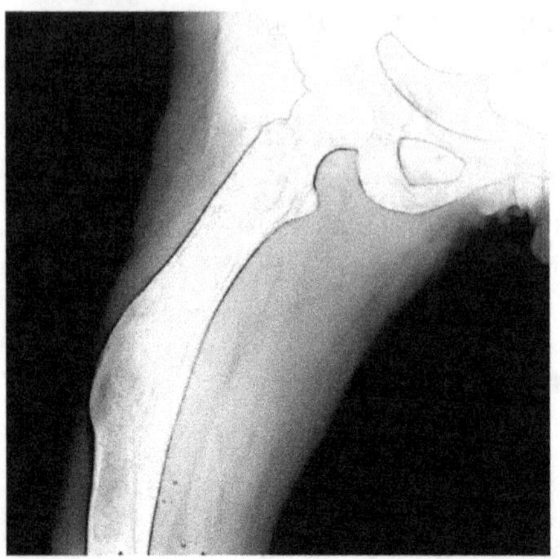

Es una enfermedad ósea en la que el tejido cicatricial (fibroso) se desarrolla en lugar de un hueso normal. A medida que el hueso crece, el tejido fibroso se expande, lo que debilita el hueso. La displasia fibrosa puede provocar que el hueso afectado se deforme y se vuelva más propenso a fracturarse.

Los síntomas que pueden aparecer entre otros son:

- Crecimiento irregular de los huesos
- Dolor.
- Huesos quebradizos.
- Deformidad de los huesos.

Los síntomas de esta enfermedad pueden incluir:

- Tambalearse al caminar.
- Dolor de hueso al expandirse el tejido fibroso en el hueso.
- Deformidad del hueso.
- Fracturas de los huesos.
- Escoliosis

La *Displasia Fibrosa* puede afectar a cualquier hueso, no se propaga de un hueso a otro.

Los huesos afectados con más frecuencia son:

- Fémur
- Tibia
- Costillas.
- Cráneo.
- Los huesos faciales.
- Húmero
- Pelvis.
- Vértebras de la columna.

La *Displasia Fibrosa* se suele diagnosticar sobre todo en edad adulta, aunque existen excepciones y se presenta en personas más jóvenes. En el caso de hombres y mujeres el porcentaje suele ser el mismo.

Este trastorno que afecta fundamentalmente al hueso produce anormalidades extra esqueléticas.

Esta lesión suele ocurrir en el esqueleto en crecimiento deformándolo porque en el interior de los huesos en desarrollo. Es decir, al parecer es una anormalidad del tejido embrionario en el hueso durante el desarrollo. Las fracturas de estrés hacen que el hueso se deforme pudiendo llevar en el futuro a una fractura patológica.

Cuando estas lesiones ocurren en un hueso las llamamos Monostótica.

Si ocurre en muchos o varios huesos la Poliostótica.

La Displasia Fibrosa Monostótica afecta en un 20% a los huesos craneofaciales, pudiendo comprometer múltiples huesos adyacentes del cráneo.

Esta displasia afecta normalmente al fémur, la tibia, las costillas y la base del cráneo.... cuando afecta al cráneo puede progresar hasta la vida adulta y afectar al nervio óptico y oído medio.

La Displasia Fibrosa Poliostótica afecta a los niños desde pequeños, las lesiones varían desde unos pocos huesos de una extremidad hasta más del 50% de los huesos del esqueleto y en la mayoría de los casos afecta a un solo lado del cuerpo.

TRATAMIENTO CON REIKI.

Hacer un tratamiento completo deteniéndose por más tiempo en las zonas afectadas o más sensibles. Realizar tratamientos diarios.

Recomiendo Iniciar al paciente o algún cercano.

DOLOR DE CABEZA - CEFALEAS

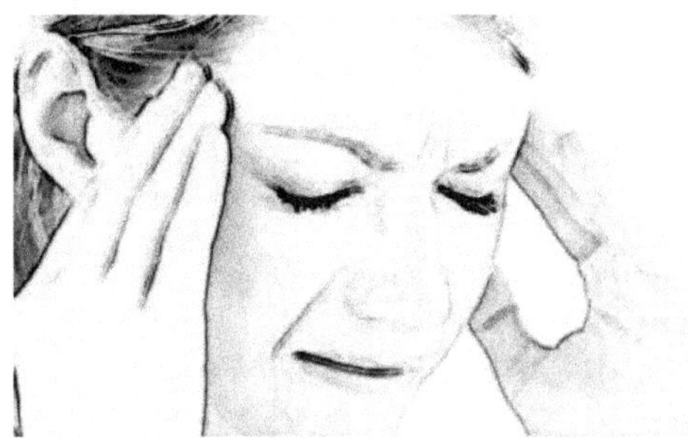

La *cefalea o dolor de cabeza* representa una de las formas más comunes de dolor presentes en las razas, género y edades cruzando en forma transversal a la humanidad. Generalmente el dolor de cabeza se presenta de forma intermitente. Las formas más frecuentes corresponden a la migraña o jaqueca y a la cefalea de provocada por la tensión y el stress.

Según la OMS (Organización Mundial de la Salud) Las cefaleas (caracterizadas por dolores de cabeza recurrentes) son uno de los trastornos más comunes del sistema nervioso. Son trastornos primarios dolorosos e incapacitantes como la jaqueca o migraña, la cefalea tensional y la cefalea en brotes. También puede ser causada por muchos otros trastornos, de los cuales el consumo excesivo de analgésicos es el más común.

Tipos de cefaleas:

La migraña, la cefalea tensional y la causada por consumo excesivo de analgésicos (cefalea de rebote) tienen importancia para la salud pública pues causan gran discapacidad y morbilidad en la población.

Migraña (jaqueca)

- Es una cefalea primaria.
- La migraña suele aparecer en la pubertad y afecta principalmente al grupo entre los 35 y los 45 años de edad.
- Es dos veces más frecuente entre las mujeres que entre los hombres debido a influencias hormonales.
- Está causada por la activación de un mecanismo encefálico que conduce a la liberación de sustancias inflamatorias y causantes de dolor alrededor de los nervios y vasos sanguíneos de la cabeza.
- La migraña es recurrente, a menudo dura toda la vida y se caracteriza por episodios recurrentes.

Los episodios se caracterizan normalmente por:

- cefalea:
- de intensidad moderada a severa;
- dolor de un solo lado de la cabeza y/o pulsátil;
- empeora con la actividad física ordinaria;
- puede durar desde algunas horas hasta 2 o 3 días;
- náuseas (el síntoma conexo más característico);
- los episodios se presentan con una frecuencia que varía entre uno al año y uno por semana;
- en los niños, los episodios suelen durar menos y los síntomas abdominales son más prominentes.

Cefalea tensional

- Es la cefalea primaria más común.
- La cefalea tensional episódica, que se produce menos de 15 días al mes, se observa en más del 70% de ciertos grupos de población.
- La cefalea crónica, que se produce más de 15 días al mes, afecta al 1-3% de los adultos
- La cefalea tensional a menudo empieza en la adolescencia y afecta más a las mujeres que a los hombres en una relación de 3:2.
- Puede guardar relación con el estrés o con problemas osteo musculares del cuello.
- Cuando es episódica, los episodios duran por lo general unas pocas horas, pero pueden persistir varios días.
- La cefalea tensional crónica puede ser constante y es mucho más incapacitante que la forma episódica.
- El paciente describe esta cefalea a menudo como una especie de banda de presión u opresión alrededor de la cabeza, que a veces se irradia al cuello o desde este.

Cefalea en brotes

- Es una cefalea primaria.
- Es relativamente rara; afecta a menos de 1 en 1000 adultos; es más frecuente en los hombres que en las mujeres, con una relación de 6:1.
- Generalmente se presenta a partir de los veintitantos años.
- Se caracteriza por episodios recurrentes y frecuentes (hasta varias veces al día), breves, pero sumamente dolorosos, de cefalea y normalmente se concentran en torno a un ojo, que lagrimea y se enrojece; se acompaña de rinorrea u obstrucción de la fosa nasal del lado afectado, y el párpado puede estar caído.
- Puede ser episódica o crónica.

Cefalea por uso excesivo de analgésicos (cefalea de rebote)

- Está causada por el consumo crónico y excesivo de medicamentos para combatir las cefaleas.
- Es la forma más común de cefalea secundaria.
- Puede afectar hasta un 7% de ciertos grupos de población, más a las mujeres que a los hombres.
- Es una cefalea presente la mayor parte del tiempo, opresiva, persistente y generalmente peor al despertar.

TRATAMIENTO CON REIKI.

En lo posible realizar tratamiento completo; incorporando las siguientes posiciones:

- ✓ Sienes
- ✓ Frente
- ✓ A ambos costados de la cabeza
- ✓ En la corona
- ✓ Una mano en la base de la nuca y la otra en la frente.

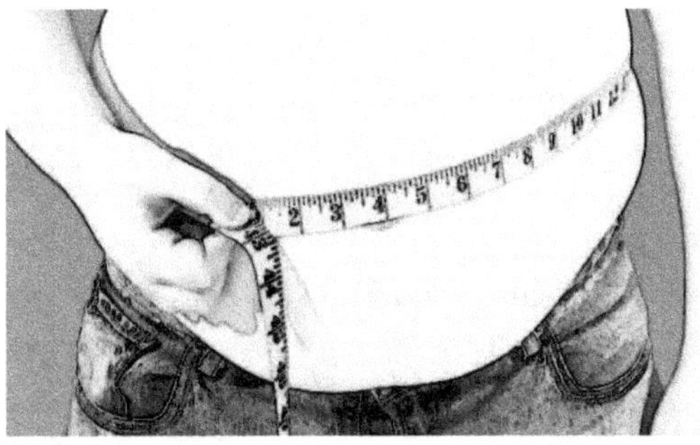

El sobrepeso y la obesidad se definen como una acumulación anormal o excesiva de grasa que puede ser perjudicial para la salud.

El índice de masa corporal (IMC) es un indicador simple de la relación entre el peso y la talla que se utiliza frecuentemente para identificar el sobrepeso y la obesidad en los adultos. Se calcula dividiendo el peso de una persona en kilos por el cuadrado de su talla en metros (kg/m2).

Adultos

En el caso de los adultos, la OMS define el sobrepeso y la obesidad como se indica a continuación:

- sobrepeso: IMC igual o superior a 25.
- obesidad: IMC igual o superior a 30.

Niños

La recomendación que las indicaciones las realice el pediatra pues influyen otras variables para determinar si un niño tiene sobre peso o es obeso

TRATAMIENTO CON REIKI.

Realizar sesiones de Reiki completas y periódicas; Reiki tiene la particularidad de llevar equilibrio mental, emocional, espiritual y físico a nuestro ser; es decir que cuando logra este preciado equilibrio nuestro cuerpo, comienza a rechazar automáticamente todo aquello que le causa daño. Sea este daño de tipo emocional o mental, trabajando profundamente en esos aspectos que impulsan o crean desordenes de tipo alimenticio o glandular.

Existen muchos ejemplos de cómo Reiki ha actuado positivamente en los tratamientos de sobre preso; pero también en casos inversos, en personas con bajo, restaurando el equilibrio llevando poco a poco al paciente al peso ideal según género y edad.

En los tratamientos con Reiki, realizar adicionalmente las siguientes posiciones durante por lo menos cinco minutos cada posición:

- ✓ Zona occipital
- ✓ Garganta, quinto Chakra
- ✓ Cuarto Chakra cardiaco
- ✓ Estomago
- ✓ Rodillas, envolver con ambas manos.
- ✓ Planta y empeine de cada pie

Recuerde que cada vez que menciono que coloque sus manos en un pie, brazo, mano, oreja, etc…me estoy refiriendo a ambas, incluso si físicamente no estuviera. Haremos las posiciones como si el miembro faltante se encontrará en su lugar.

COLESTEROL

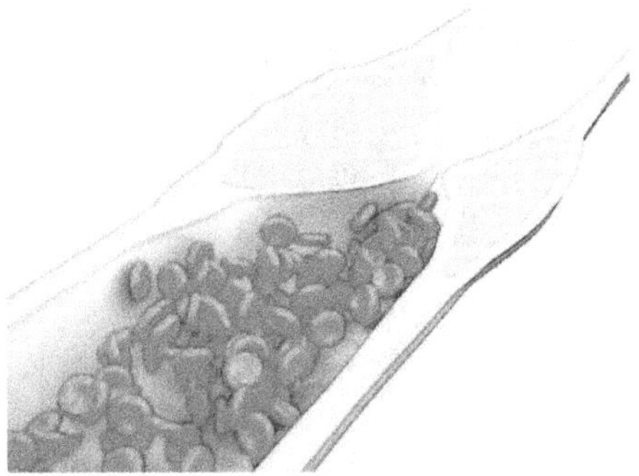

El *colesterol* es una sustancia de tipo grasa que se encuentra presente en todas las células en nuestro cuerpo. Es esencial para la formación de las membranas de nuestras células, para la síntesis de hormonas, como testosterona, estrógeno, cortisol y otros, para la producción de bilis para la digestión de alimentos grasos, para la formación de mielina (una vaina que cubre los nervios), para el metabolismo de algunas vitaminas (A, D, E y K), etc.

El colesterol de nuestro organismo tiene dos orígenes:

Endógeno – el colesterol es producido por nuestro propio cuerpo, principalmente por el hígado.

Exógeno – el colesterol también puede ser adquirido a través de los alimentos.

Como lípido que es, es importante en muchos procesos fisiológicos, como el celular, el digestivo, en la sintetización de hormonas, etc. Este tipo de grasa necesaria para el organismo la produce el hígado y es perjudicial para la salud, sobre todo para el corazón, cuando a través de la alimentación, principalmente del incremento de grasas insaturadas en la dieta, aumentamos esta sustancia más allá de los límites establecidos.

Existen dos lipoproteínas, la LDL, de baja densidad (colesterol malo) y la HDL, de alta densidad (colesterol bueno), cuando la LDL (colesterol malo) se acumula en las arterias, las obstruye dificultando el paso de oxígeno a través de la sangre poniendo en riesgo el corazón y el cerebro principalmente. La arteriosclerosis es la acumulación de estas grasas en los vasos sanguíneos.

Por otra parte, el HDL (colesterol bueno) es necesario para el organismo y además es recomendable aumentarlo en sangre sobre todo si hay riesgo de arteriosclerosis.

Es recomendable, sobre todo en adultos sanos llevar un seguimiento de los niveles de colesterol en su sangre.

El tabaco, el alcohol, la obesidad, el sedentarismo, propician en gran medida la falta de HDL (colesterol bueno), tan necesaria para contrarrestar el hipercolesterolemia (exceso de colesterol malo).

TRATAMIENTO CON REIKI

Realizar tratamiento completo, permanecer más tiempo en las siguientes posiciones:

- ✓ Hígado
- ✓ Páncreas
- ✓ Plexo solar
- ✓ Sacro
- ✓ Plantas de los pies
- ✓ Omóplatos.

Recordar que el reikista nunca debe interferir en las indicaciones médicas.

ENDOMETRIOSIS

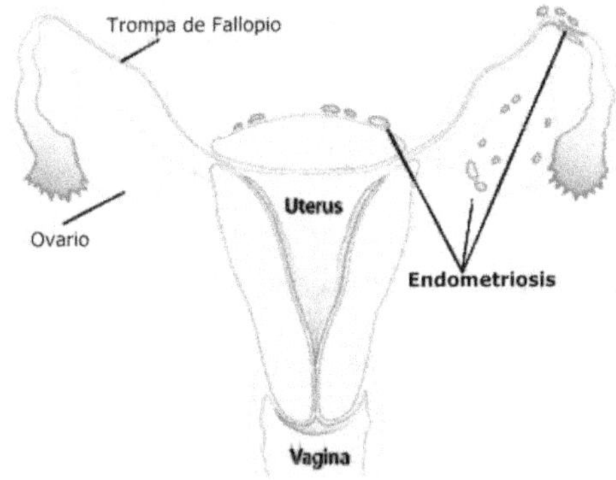

La *endometriosis* consiste en la aparición y crecimiento de tejido endometrial fuera del útero, sobre todo en la cavidad pélvica como en los ovarios, detrás del útero, en los ligamentos uterinos, en la vejiga urinaria o en el intestino.

Es una enfermedad benigna que afecta a mujeres durante su vida reproductiva. El tejido endometrial, localizado normalmente dentro del útero, cuando aparece en sitios y órganos diferentes a la cavidad uterina, es decir, fuera de su sitio normal, produce una enfermedad llamada endometriosis.

Este tejido tiene la propiedad de responder a los estímulos de las hormonas ováricas y de desprenderse cíclicamente coincidiendo con la menstruación. En consecuencia, aparecen síntomas y molestias en el órgano afectado y la acumulación de material menstrual sin posibilidad de salir al exterior. Depende de donde esté localizado el tejido anormal, los síntomas serán más o menos severos, llegando a producir molestias serias en la pelvis, limitación funcional, cambios de carácter, molestias en las relaciones sexuales, limitación en la actividad física, etc.

La enfermedad se asienta con más frecuencia en los ovarios, también en el peritoneo y la cara posterior del útero. El síntoma típico es el dolor pelviano con la menstruación o inmediatamente antes de la misma.

TRATAMIENTO CON REIKI

Realizar sesiones completas, adicionalmente permaneceremos más tiempo en las siguientes posiciones:

- ✓ Manos en los hemisferios cerebrales
- ✓ Ojos
- ✓ Frente y nuca
- ✓ Zona del hare o segundo Chakra
- ✓ Zona uterina y ovárica
- ✓ Cadera
- ✓ Riñones

ENFERMEDADES REUMATICAS

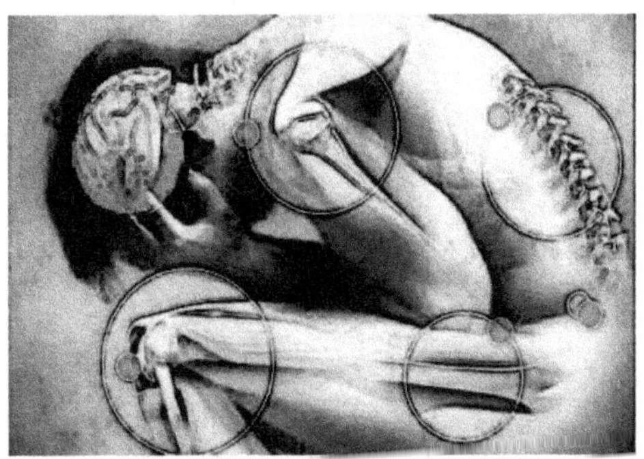

Las *enfermedades reumáticas,* en general, son la primera causa de incapacidad en los países occidentales, también son la primera causa de dolor.

Destacan entre éstas, la Artrosis y la Artritis, procesos reumáticos diferentes entre sí.

La Artrosis

Es la enfermedad reumática más frecuente, ataca a las articulaciones, las desgasta y es degenerativa. Afecta sobre todo a la columna cervical y lumbar, a las articulaciones de los dedos de las manos, a las rodillas y a las caderas.

Las articulaciones son los componentes del esqueleto que permiten la conexión entre dos huesos (como por ejemplo el codo, la rodilla, la cadera, etc.) y, por lo tanto, el movimiento. El cartílago es el tejido encargado de recubrir los extremos de estos huesos y es indispensable para el buen funcionamiento de la articulación puesto que actúa como un amortiguador.

La artrosis provoca el deterioro del cartílago articular provocando que los huesos se vayan desgastando y aparezca el dolor. A medida que el cartílago va desapareciendo, el hueso reacciona y crece por los lados produciendo la deformación de la articulación.

La Artritis

El término artritis significa literalmente inflamación de las articulaciones

(artr = articulación, itis = inflamación)

Existen más de 100 tipos diferentes de artritis y enfermedades asociadas, entre las que se incluyen enfermedades que afectan los huesos, los músculos, las articulaciones y los tejidos que las sostienen.

La artritis provoca dolor y rigidez.

La artritis puede afectar a personas de cualquier edad.

La artritis afecta a uno de cada seis estadounidenses.

Los signos de advertencia de la artritis pueden incluir dolor, hinchazón (a veces), rigidez o dificultad para mover una articulación. Debe consultar a su médico si presenta estos síntomas durante dos o más semanas.

Síntomas

El dolor es la manera como tu cuerpo te indica que algo está mal. La mayoría de los tipos de artritis causan dolor en las articulaciones. Es posible que tenga dificultad para moverse. Algunos tipos de artritis pueden afectar diferentes partes de tu cuerpo.

Así, cuando alguien padece artritis, puede sufrir los siguientes síntomas:

- Tener fiebre
- Perder peso
- Problemas para respirar
- Sarpullido o picazón

TRATAMIENTO CON REIKI

Para ambas enfermedades realizar tratamientos completos, adicionalmente colocar las manos en las zonas en que se presenta dolor manteniéndolas en el lugar hasta que el dolor desaparezca o el calor en las manos disminuya.

Además, colocar las manos en las siguientes posiciones:

- ✓ Riñones
- ✓ Estomago
- ✓ Planta de los pies

EPILEPSIA

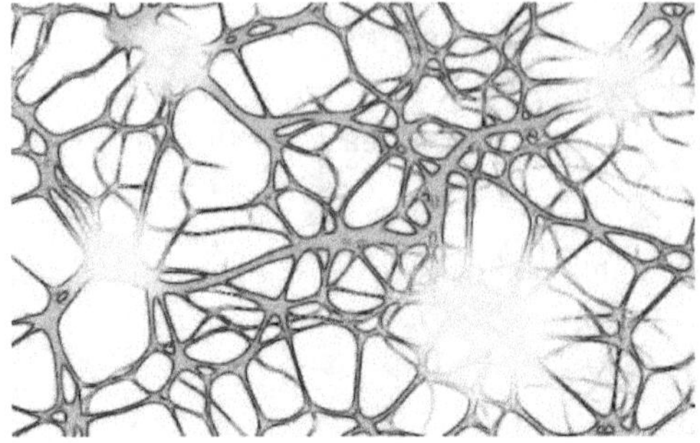

La *Epilepsia* es un trastorno cerebral que hace que las personas que lo padecen sufren espasmos musculares violentos hasta perder, incluso, el conocimiento en algunos casos. Enfermedad del sistema nervioso, debida a la aparición de actividad eléctrica anormal en la corteza cerebral, que provoca ataques repentinos caracterizados por convulsiones violentas y pérdida del conocimiento.

Estas convulsiones recurrentes ocurren cuando grupos de células nerviosas (neuronas) del cerebro envían señales erróneas. Por lo tanto, la epilepsia es una enfermedad neurológica que afecta al sistema nervioso central. Después de las cefaleas, es la enfermedad neurológica más frecuente.

Dichas causas pueden consistir en:

- Daño cerebral por lesiones prenatales o perinatales (por ejemplo, asfixia o traumatismos durante el parto, bajo peso al nacer).
- Malformaciones congénitas o alteraciones genéticas con malformaciones cerebrales asociadas.
- Un traumatismo craneoencefálico grave.
- Un accidente cerebrovascular que limita la llegada del oxígeno al cerebro.

- Infecciones cerebrales como las meningitis y encefalitis o la neurocisticercosis.
- Algunos síndromes genéticos.
- Tumores cerebrales.

Síntomas.

Hay muchos tipos de epilepsia, pero el síntoma de cualquier epilepsia es la crisis epiléptica.

La crisis más conocida es la crisis convulsiva, aunque hay otros síntomas, dependiendo de la corteza cerebral afectada. Las ausencias o desconexión momentánea del entorno, crisis mioclónicas (sacudidas bruscas, localizadas o generalizadas), crisis sensitivas o sensoriales u otras crisis motoras.

Para diagnosticar la epilepsia, los médicos se apoyan en su aparición sin motivo aparente. Con una crisis no se podría confirmar la enfermedad, aunque a veces, se producen crisis aisladas provenientes de otra enfermedad neurológica o general, por ejemplo, dentro de una meningitis o accidente vascular cerebral.

Cuando es diagnosticada la enfermedad hay que empezar a medicar al paciente.

A continuación, recomendaciones frente a una Crisis Epiléptica, recomendaciones hechas por la Liga Chilena contra la Epilepsia:

Cuando un paciente tiene crisis epilépticas muy seguidas o un ataque dura más de 5 minutos (estado epiléptico) se trata de una verdadera urgencia médica y debe ser llevado inmediatamente al servicio de salud más cercano.

¿Qué hacer frente a una crisis de epilepsia tónico-clónica?

Prestar los primeros auxilios, para lo que debe:

- Mantener la calma.
- Proteger a la persona para que no se lastime.
- Retirar a la persona de objetos peligrosos como fuego, vidrios o cables eléctricos.
- En caso de que la persona no esté en cerca de un peligro, no moverla. Sólo retirar los objetos de su alrededor.
- Colocarle algo suave bajo la cabeza.
- Tan pronto como los movimientos de sacudida terminen, asegurarse de que la persona respira libremente.
- Aflojar la prenda de vestir en la cintura y el cuello.
- Girar a la persona sobre un costado para permitir que la saliva fluya de su boca y pueda respirar mejor.
- Observar a la persona hasta que haya recuperado totalmente la conciencia.
- Impedir que se aglomere gente a su alrededor.
- Después de la crisis, la persona puede encontrarse confusa. Se le debe explicar lo sucedido y hacer que descanse hasta que se haya recuperado por completo.
- Si la crisis convulsiva se prolonga más de 5 minutos, o si se presenta un estado de crisis continuas sin que la persona recupere la conciencia (estado epiléptico) o si una persona tiene una convulsión y no se conoce que tenga epilepsia, debe tener atención médica urgente.

¿Y las crisis menores no convulsivas?

Es poco probable que la persona caiga y se lastime, ya que en este tipo de crisis el paciente no pierde la conciencia, Puede presentar movimientos involuntarios de una parte del cuerpo (crisis parciales simples), o puede tratarse de desconexiones (ausencias).

- En las crisis de ausencias o desconexiones, pierde la conciencia. Su inicio y final son imperceptibles y dura alrededor de 20 segundos, por lo que se recomienda recordarle aquello que hacía, o lo que se le estaba diciendo.
- Crisis parciales complejas (movimientos automáticos repetitivos)
- Hablarle calmadamente, dando seguridad a la persona y a los demás.
- Protegerlo de peligros.
- Quedarse con la persona hasta que recupere la conciencia.
- No detenerlo a menos que sea esencial para su seguridad.

¿Las personas con epilepsia necesitan modificar su estilo de vida?

Las personas con epilepsia no requieren compasión; necesitan ayuda y comprensión, es decir, estímulo positivo para lograr una vida sin restricciones.

La mayoría de los problemas que presenta la persona con epilepsia pueden ser resueltos usando el sentido común, para lo cual necesariamente se deben tener en cuenta los factores siguientes:

- Tipo de crisis
- Severidad de las crisis
- Edad del paciente

Ante el diagnóstico de epilepsia por lo general, las personas se sorprenden y atemorizan. Ello conduce a que el paciente se le sobreproteja, especialmente si es niño. Es aconsejable que una vez controladas las crisis y proporcionando el control médico adecuado, la confianza sea restablecida para motivarle a que afronte la vida en forma normal, tanto como sea posible.

Un saludable estilo de vida con actividades físicas y mentales contribuye al éxito del tratamiento y al control de las crisis epilépticas.

Cada caso es único, por lo que debe consultarse al médico qué deportes practicar y con cuáles ser precavido.

Las precauciones que deben tomarse en los deportes, se detallan a continuación:

1. *Natación:* una persona con epilepsia nunca debe nadar sola, debe ser supervisada por un buen nadador que conozca del problema para que sepa cómo actuar ante una crisis. No permitir el buceo ni la tabla deslizante.
2. *Ciclismo:* Por lo general las personas con epilepsia pueden montar bicicleta tomando las precauciones normales que todo ciclista debe tener, incluyendo el vestuario y casco apropiados.
3. *Equitación:* las personas con epilepsia que cabalgan no deben hacerlo sin compañía y deben usar casco apropiado.
4. *Gimnasia en aparatos:* No es aconsejable la gimnasia en aparatos de altura: como barras, argollas, trapecios para quienes tengan crisis epilépticas acompañadas de pérdida de conciencia. Si lo hacen deben tener red de seguridad y tener compañía de apoyo durante el ejercicio.
5. *Andinismo:* Contraindicado por el riesgo de caída durante una crisis.
6. *Buceo:* Contraindicado por las dificultades para auxiliarlo ante una crisis.

***TRATAMIENTO CON REIKI.**

Tratamiento completo, evitar entregar Reiki directo en la cabeza dada su sensibilidad, para ello dar Reiki en la planta de los pies y palmas de las manos, realizar las siguientes posiciones por más tiempo:

- ✓ Garganta
- ✓ Plexo Solar y Centro Hará
- ✓ Zona Pélvica formando una V
- ✓ Manos Lineales en las Escápulas
- ✓ Plantas de los pies

Además, entregar Reiki en las muñecas y en la parte de la columna vertebral situada a la altura de los omoplatos.

ESCLEROSIS MÚLTIPLE

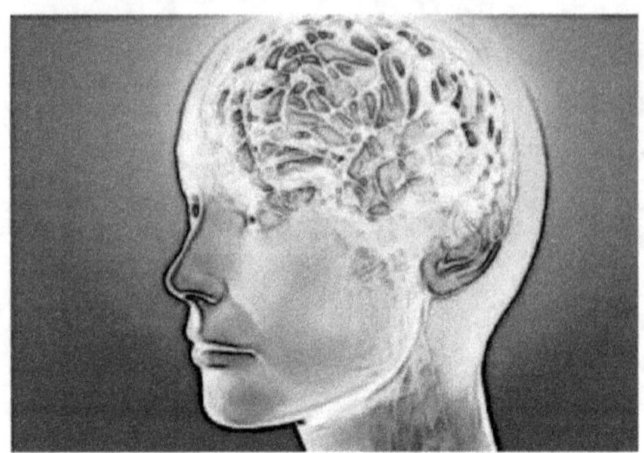

La *Esclerosis Múltiple* es una enfermedad progresiva del sistema nervioso central que provoca lesiones múltiples en la mielina que recubre los axones de las neuronas y constituye la sustancia blanca, en forma de placas diseminadas; se manifiesta con diversos síntomas como la parálisis de las extremidades inferiores, hormigueo, pérdida de la sensibilidad, etc.

Muchas de las características de esta enfermedad nos sugieren que se trata de una enfermedad de origen autoinmune, que hace que el propio cuerpo ataque sus propios tejidos y células.

Aunque la esclerosis múltiple no sea una enfermedad hereditaria, si existe una persona afectada en la familia, los parientes de primer grado tienen una probabilidad de desarrollar la enfermedad entre un 1 a un 10 por ciento. Las mujeres son más propensas a contraer esclerosis múltiple que los hombres.

La edad media de aparición es 29 - 33 años, aunque el espectro en edad puede aumentar.

Los síntomas de esta enfermedad pueden ser: el cansancio, visión borrosa o doble, problemas al hablar, temblor en las manos, debilidad en los miembros, pérdida de fuerza o sensibilidad en alguna parte del cuerpo, vértigo o falta de equilibrio, sensación de hormigueo, problemas de control urinario, dificultad para andar.

Esta enfermedad no se puede prevenir porque por el momento su origen es desconocido. El neurólogo es quien debe hacer un seguimiento de la enfermedad en quien la sufre.

TRATAMIENTO CON REIKI

Realizar tratamiento completo entregando, reforzar adicionalmente en las siguientes posiciones:

- ✓ Ojos
- ✓ Sienes
- ✓ Garganta
- ✓ Plexo Solar
- ✓ Estomago
- ✓ Planta de los pies

ESTENOSIS ESPINAL

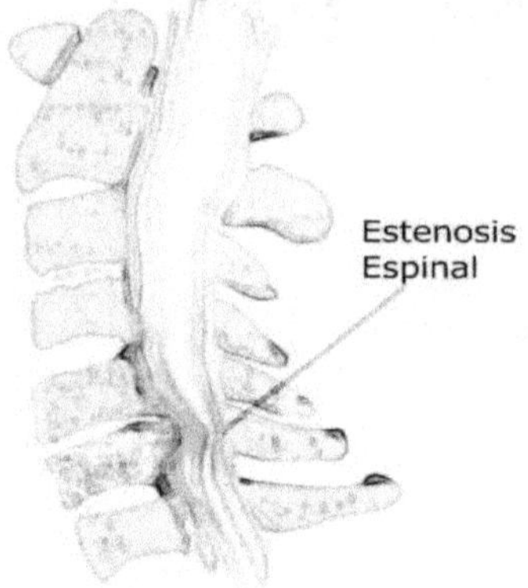

La *estenosis espinal* causa un estrechamiento en la columna. Este estrechamiento puede ocurrir en el centro de la columna, en los canales que se derivan de ella y/o entre las vértebras o huesos de la columna. El estrechamiento ejerce presión sobre los nervios y la médula espinal y provoca dolor.

El canal espinal está dentro de la columna vertebral, cuando este se estrecha produce lo que llamamos estenosis espinal. Es un canal con un espacio pequeño donde se encuentra la médula espinal y raíces nerviosas. Al estrecharse este espacio aprieta los nervios y la médula, provocando dolor y otros síntomas. La estenosis puede presentarse en cualquier parte de la médula, aunque lo más normal es que se produzca en la zona baja de la espalda o zona lumbar.

Esta enfermedad normalmente se presenta a partir de los 50 años, aunque también hay personas que nacen con un canal estrecho.

Puede causar una estenosis la:

- Osteoartritis.
- Artritis reumatoide.
- Traumatismos.
- Tumores espinales.
- Enfermedad de los huesos (Paget).

Los principales síntomas son:

- Calambres o dolor en piernas y muslos.
- Adormecimiento de las piernas.
- Debilidad en las piernas.
- Dolor por debajo de las piernas.
- Pérdida de sensibilidad en los pies cuando se camina.
- Parálisis parcial o total de las piernas.

No se conocen medidas para prevenir la estenosis espinal.

TRATAMIENTO CON REIKI

Hacer un tratamiento completo, detenerse por más tiempo en las siguientes posiciones:

- ✓ Cabeza
- ✓ Columna en su totalidad 10 a 15 minutos (o hasta que el calor de las manos disminuya en intensidad).
- ✓ Nalgas
- ✓ Piernas
- ✓ Rodillas
- ✓ Nalgas rodillas simultanea
- ✓ Tobillos
- ✓ Plantas de los pies

ESTREÑIMIENTO

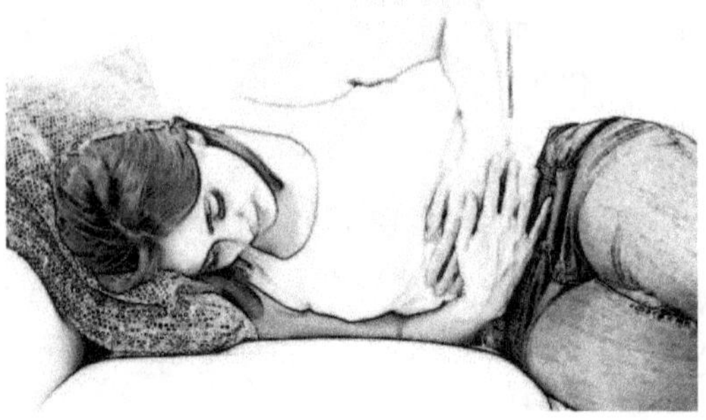

El *estreñimiento* es una sensación abdominal y de distensión. Aunque el estreñimiento puede no afectar seriamente tu rutina diaria, puede hacer que pierdas el bienestar.

El estreñimiento significa ir menos veces al baño de lo normal. Las heces pueden ser duras y secas, causando dolor al pasar. Afortunadamente, para muchos, el estreñimiento puede ser fácilmente aliviado con algunos cambios en el estilo de vida, como por ejemplo ingiriendo una dieta rica en fibras, bebiendo mucho líquido y realizando ejercicios.

¿Cómo se desarrolla el estreñimiento?

El agua y residuos alimenticios entran en el colon o el intestino grueso, y el colon absorbe el exceso de agua mientras quedan los residuos de la excreción. Las contracciones musculares llevan la excreción al recto. Pero por el estreñimiento, las contracciones naturales del colon son perturbadas y el material de la excreción se mueve lentamente. Eso hace que la absorción del agua por el colon sea más acentuada, lo que resulta en heces secas y duras que pueden causar dolor al evacuar.

Causas

Varios factores pueden causar el estreñimiento. Los más comunes son los siguientes:

- Consumo insuficiente de fibras en la dieta
- Falta de actividad física
- Consumo insuficiente de líquidos
- Ignorar la urgencia de evacuar
- Estrés y ansiedad
- Cambios en la rutina, como cuando realizas un viaje
- Efectos secundarios de una medicación

Síntomas

Muchas personas piensan que tienen estreñimiento o que sus intestinos no funcionan regularmente si no van al baño al menos una vez por día. Pero esto no es necesariamente cierto. Una frecuencia normal puede variar de tres evacuaciones al día hasta tres por semana, dependiendo de la persona. Entonces, ¿cómo se puede saber si uno tiene estreñimiento? Observa los síntomas a continuación:

- Menos evacuaciones de lo normal
- Heces duras y secas, difíciles de pasar
- Sensación que el recto está lleno después de la evacuación.

TRATAMIENTO CON REIKI

El tratamiento al estreñimiento con Reiki se caracteriza por tener rápida respuesta por parte del organismo, resolviendo la situación con facilidad.

Realizar tratamiento completo y adicionalmente realizar las siguientes posiciones:

- ✓ Colocar las manos y recorrer el camino del colon
- ✓ Realizar un recorrido desde la derecha hasta descender
- ✓ Una mano en el ombligo y la otra en la nuca.

FIBROMIALGIAS

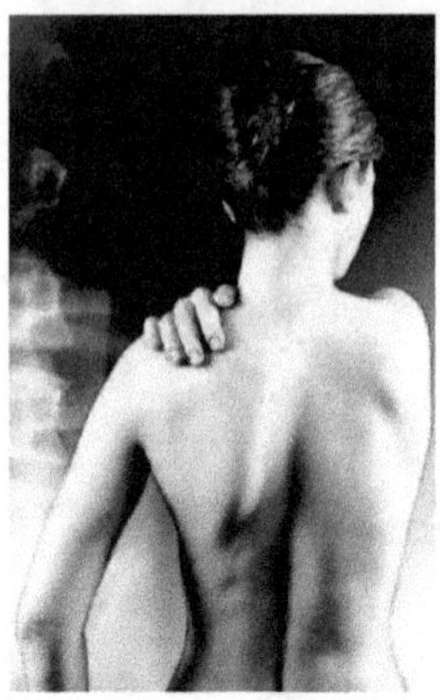

La *fibromialgia* es un trastorno que causa dolores musculares y fatiga. Las personas con fibromialgia tienen dolor y sensibilidad en todo el cuerpo.

Las personas que padecen de fibromialgia pueden también tener otros síntomas, tales como:

- Dificultad para dormir
- Rigidez por la mañana
- Dolores de cabeza
- Periodos menstruales dolorosos
- Sensación de hormigueo o adormecimiento en las manos y los pies
- Falta de memoria o dificultad para concentrarse (a estos lapsos de memoria a veces se les llama "fibroneblina").

Se puede tener dos o más afecciones crónicas del dolor al mismo tiempo. Entre estas afecciones están el síndrome de fatiga crónica, la endometriosis, la fibromialgia, la enfermedad inflamatoria del intestino, la cistitis intersticial, la disfunción de la articulación temporo mandibular y la vulvodinia. No se sabe si estos trastornos tienen una causa común.

Causas

Las causas de la fibromialgia son desconocidas. Ciertos factores pueden estar relacionados con este trastorno. La fibromialgia se ha relacionado con:

- Acontecimientos estresantes o traumáticos, como accidentes automovilísticos
- Lesiones recurrentes
- Malestares o dolencias
- Ciertas enfermedades.

La fibromialgia también puede ocurrir por sí sola.

Algunos científicos creen que el origen de la fibromialgia puede ser genético. Los genes pueden hacer que una persona tenga una fuerte reacción de dolor ante cosas que otras personas no consideran dolorosas.

¿Qué puedo hacer para tratar de sentirme mejor?

Hay muchas cosas que usted puede hacer para mejorar, incluyendo:

- Tómese los medicamentos como le fueron recetados
- Duerma lo suficiente
- Haga ejercicio
- Aliméntese bien
- Haga los cambios necesarios en el trabajo.

TRATAMIENTOS CON REIKI

Tratamientos completos, además agregaremos las siguientes posiciones:

- ✓ Corona
- ✓ Sienes
- ✓ Frente y nuca
- ✓ Estomago
- ✓ Partes afectadas por el dolor.

GRIPE

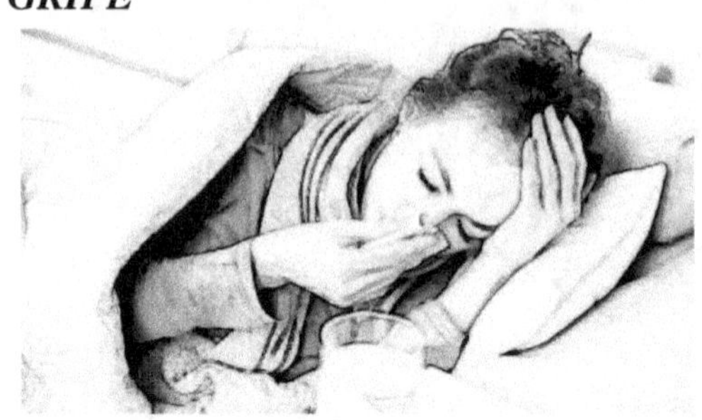

La *gripe* es una infección respiratoria causada por cierto número de virus. El virus se transmite por el aire e ingresa al organismo a través de la nariz o la boca.

Afecta a las vías respiratorias con síntomas como: fiebre, dolor de garganta, debilidad, dolores musculares, mialgias, artralgias, cefaleas, tos y malestar general.

Otras afecciones más delicadas de la gripe pueden ser: pulmonía (neumonía), náuseas y vómitos.

Transmisión

La gripe estacional se propaga fácilmente y puede extenderse con rapidez en escuelas, residencias asistidas o lugares de trabajo y ciudades. Las gotas infectadas que expulsa el paciente al toser pueden ser inspiradas por otras personas que quedan así expuestas al virus.

El virus también puede propagarse a través de las manos infectadas. Para evitar la transmisión hay que lavarse las manos regularmente y cubrirse la boca y la nariz con un pañuelo de papel al toser o estornudar.

Individuos infectados transmiten la gripe por virus procedentes de la saliva, de la secreción nasal y bronquial, a través de la tos, estornudos o incluso hablando.

El tratamiento es sintomático y en los casos graves y en hospitales es mantenimiento de constantes, ya que los fármacos tienen una eficacia muy limitada. Los antibióticos sólo se utilizan en caso de infección asociada a la gripe.

TRATAMIENTO CON REIKI

Realizar tratamiento completo, adicionalmente haremos Reiki en las siguientes posiciones:

- ✓ Nuca y Frente
- ✓ Sienes
- ✓ Corona
- ✓ Garganta
- ✓ Pulmones y corazón (cuarto Chakra)
- ✓ Tándem
- ✓ Planta de los pies
- ✓ Omoplatos

HEMORROIDES

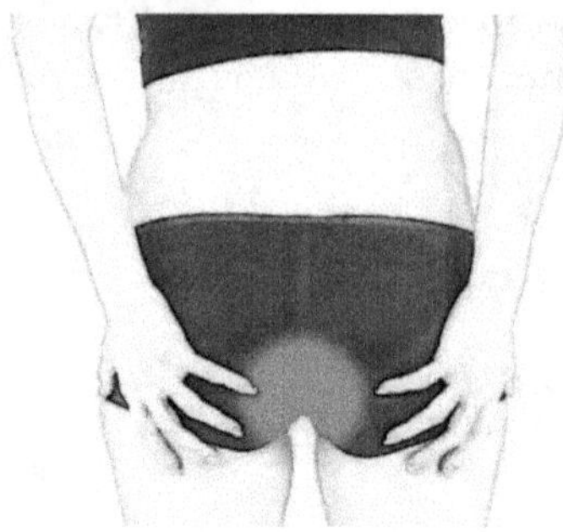

A las dilataciones de las venas de los plexos venosos de la mucosa del recto o del ano llamamos *hemorroides*.

Son hemorroides internas cuando se sitúan por arriba del conducto anal y se encuentran cubiertas por mucosas. Son externas las del plexo venoso inferior, situadas por debajo de la unión ano rectal y cubiertas por piel exterior.

Hay causas que predisponen a padecer de hemorroides como: hereditarias, estreñimiento, diarrea, estar sentado o de pie durante mucho tiempo seguido, en las últimas semanas de embarazo. Otras causas son: el sedentarismo, los esfuerzos en el trabajo, los esfuerzos en el deporte, ciertos hábitos alimentarios, etc.

Las hemorroides pueden ser causadas por:

- Esfuerzo durante las deposiciones.
- Estreñimiento.
- Sentarse durante períodos de tiempo prolongados, especialmente en el baño.
- Ciertas enfermedades, como la cirrosis hepática.

Las hemorroides pueden estar dentro o por fuera del cuerpo:

- Las hemorroides internas se presentan justo dentro del ano, donde comienza el recto. Cuando son grandes pueden salirse (prolapso). El problema más común con las hemorroides internas es el sangrado durante las deposiciones.
- Las hemorroides externas ocurren por fuera del ano. Pueden causar dificultad para limpiar la zona después de una deposición. Si se forma un coágulo de sangre en una hemorroide externa, puede ser muy doloroso.

Síntomas:

Las hemorroides con frecuencia no son dolorosas, pero si se forma un coágulo de sangre, pueden causar mucho dolor.

Los síntomas de hemorroides incluyen:

- Sangre roja brillante indolora proveniente del recto
- Prurito anal
- Dolor anal especialmente mientras se está sentado
- Dolor durante la defecación
- Una o más protuberancias duras y sensibles cerca del ano

TRATAMIENTO CON REIKI

Tratamientos completos, aplicar adicionalmente en las siguientes posiciones:

- ✓ Una mano en al sacro y la otra en la base de la columna
- ✓ Tratamiento en la zona anal
- ✓ Tratar la zona del bazo, durante un largo rato.

HERNIA DISCAL

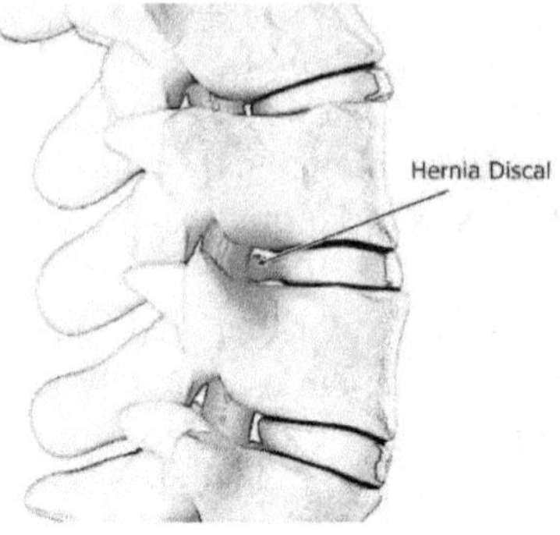

La *hernia discal* es una enfermedad en la que parte del disco intervertebral (núcleo pulposo) se desplaza hacia la raíz nerviosa, la presiona y produce un intenso dolor. En la mayoría de los casos, este dolor remite con un tratamiento conservador sin cirugía. Sin embargo, aproximadamente un10% de ellos requerirán una intervención quirúrgica para su tratamiento.

Cuando un disco o una parte de él ejercen presión sobre un nervio puede producir dolores tanto en la espalda como en las piernas. Depende de qué disco esté debilitado para localizar el dolor.

Cuanta más presión esté poniendo el disco sobre el nervio más fuerte será el dolor. Generalmente las personas que padecen de hernias discales sienten el dolor en las nalgas, bajando por la parte posterior del muslo hasta la pantorrilla, pueden sentir dolor en una sola pierna o en las dos, también pueden sentir hormigueo en los pies, como si fueran pequeñas descargas eléctricas e incluso se puede provocar insensibilidad en las extremidades. El dolor de hernia discal mejora con el reposo y aumenta cuando se está en movimiento. Hay acciones que hacen que el dolor empeore, por ejemplo, cuando te doblas o cuando te sientas o te levantas, cuando toses o estornudas.

A medida que envejecemos los discos se vuelven menos acolchados y se aplanan y se debilitan demasiado, hasta se pueden rajar por la parte externa, entonces la parte interna empuja a través de la rajadura y presiona los nervios que están junto al disco.

Algunos consejos para disminuir la presión que han de soportar los discos:

- Una buena postura.
- Pararse derecho.
- Sentarse derecho.
- Levantar peso con la espalda derecha.
- Doblar las rodillas y las caderas cuando levante peso.
- Si permaneces sentado largo tiempo debes colocar los pies sobre un taburete de manera que las rodillas queden a la altura de las caderas.
- No usar zapatos de tacón alto.
- No dormir boca abajo.

TRATAMIENTO CON REIKI

Hacer un tratamiento completo, detenerse por más tiempo en las siguientes posiciones:

- Cabeza
- Columna en su totalidad 10 a 15 minutos (o hasta que el calor de las manos disminuya en intensidad).
- Nalgas
- Piernas
- Rodillas
- Nalgas rodillas simultanea
- Tobillos
- Plantas de los pies

HERNIA DISCAL CERVICAL

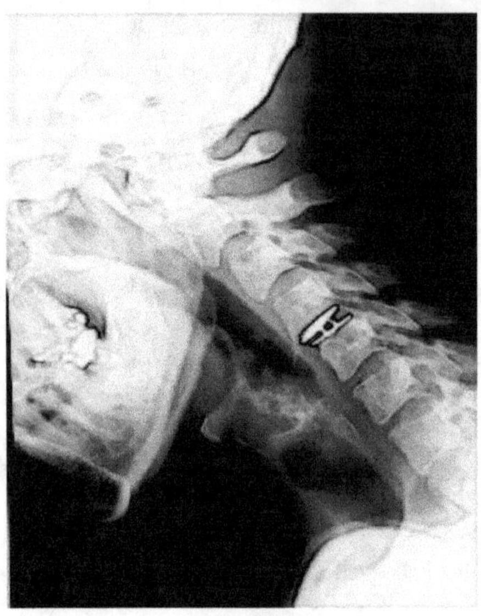

Cuando el disco ubicado entre los huesos de la columna (vértebras) se separa o se rompe, la sustancia interior gelatinosa se derrama, cuando esto sucede se produce lo que llamamos *hernia de disco.*

La hernia de disco cervical, comúnmente produce dolor de cuello, hombro y brazo. Ese dolor sordo o agudo en el cuello o entre las "paletas" de la espalda y que se extiende hacia abajo por el brazo, la mano o los dedos o produce entumecimiento u hormigueo en el hombro o brazo es señal inequívoca de que existe una hernia de disco cervical.

El dolor de brazo causado por una hernia de disco cervical se origina porque el material del disco herniado "pinza" o presiona sobre un nervio cervical, causando así dolor que irradia a lo largo de la vía del nervio hacia el brazo. Junto con el dolor de brazo, también puede presentarse entumecimiento y hormigueo en el brazo y hacia las puntas de los dedos También es posible que el paciente presente debilidad en los músculos.

Los discos de la columna cervical no son muy grandes; sin embargo, tampoco hay mucho espacio disponible para los nervios. Esto significa que incluso una leve hernia de disco cervical puede afectar el nervio y causar un dolor significativo. El dolor en el brazo suele ser más severo cuando el nervio se pinza por primera vez.

En algunos casos, la hernia de disco cervical puede ocasionar compresión de la médula espinal justo donde el material del disco presiona la médula espinal, cuando sucede esto, el paciente observa que al andar tropieza, que sus pasos son torpes, tiene dificultad en las manos y los brazos y también hormigueo al realizar una actividad motora.

Entre cada una de las vértebras cervicales hay un disco como un cojinete resistente, fibroso, amortiguador. Cada disco contiene un anillo fibroso que envuelve a una sustancia gelatinosa. A través de pequeños canales entre la vértebra y los discos, salen unas raíces nerviosas y cuando el disco dañado ejerce presión dentro del canal medular o las raíces nerviosas, puede haber dolor u otros síntomas como el entumecimiento.

Una hernia de disco se puede formar por:

- Falta de ejercicio regular.
- Por una alimentación inadecuada o sobrepeso.
- Por tabaquismo.
- Por una mala postura continuada.
- Por levantar objetos de una forma incorrecta.
- Por obesidad.
- Por debilidad de los músculos del cuello.

Una hernia de disco no siempre tiene síntomas de dolor. Hay personas que descubren que tienen una hernia de disco cervical después de una radiografía que se le hizo por otra razón.

TRATAMIENTO CON REIKI.

Tratamiento completo, practicar la entrega de Reiki a través de los dedos realizando ligeras presiones en las zonas de dolor, mantener las manos en la zona cervical por diez minutos o hasta que la sensación de calor en nuestras manos baje.

Coloca tus manos en la zona occipital, apoya tus dedos índices en los huesos occipitales y haz un movimiento suave hacia ti durante algunos segundos, repetir esta acción varias veces.

HÍGADO

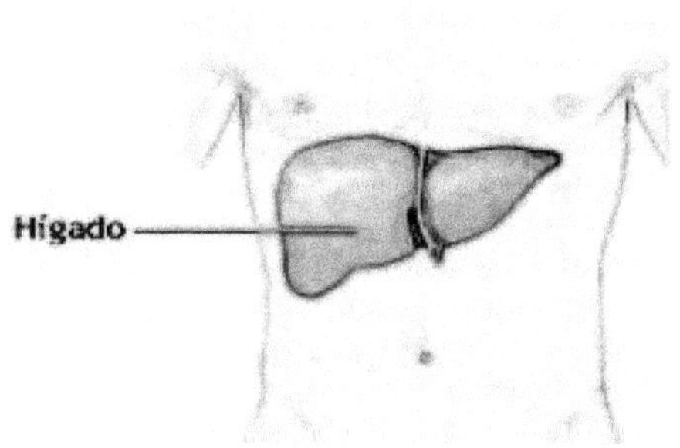

El *hígado* es el órgano interno del cuerpo más grande. Pesa alrededor de 1,5 kg., su color es rojo oscuro y está situado en la parte superior derecha de la cavidad abdominal, bajo el diafragma.

El hígado es el único órgano que recibe sangre de dos fuentes: la arteria hepática, que aporta la sangre procedente del corazón, y la vena porta, que aporta la sangre procedente de los intestinos. La sangre sale del hígado por las venas hepáticas. El órgano contiene en cualquier momento un 10% de toda la sangre del cuerpo. El páncreas y el bazo también proporcionan sangre al hígado.

Funciones del hígado:

Tiene una función de depuración: El hígado recupera y transforma numerosos tóxicos para hacerlos inofensivos antes de eliminarlos. Destruye los glóbulos rojos y los glóbulos blancos envejecidos, así como ciertas bacterias presentes en la sangre. Destruye los tóxicos procedentes de los desechos producidos de forma natural por nuestro organismo, como el amoníaco, pero también las externas, como el alcohol. Neutraliza los medicamentos que absorbemos una vez que han producido sus efectos, evitando de este modo una acumulación peligrosa de estos.

Tiene una función de síntesis: El hígado interviene en el metabolismo de los glúcidos, los lípidos (colesterol, triglicéridos) y de las proteínas (albúmina). Juega un papel esencial en la producción de los factores de la coagulación que permiten evitar las hemorragias. Interviene en la producción y la secreción de la bilis que se almacena y concentra en la vesícula biliar.

Tiene una función de almacenamiento: El hígado almacena las vitaminas liposolubles (A, D, K E) y el glucógeno. De este modo, almacena la energía bajo forma de azúcar y la pone a disposición del organismo en caso de necesidad.

Enfermedades del hígado

La hepatitis es cualquier tipo de inflamación del hígado por agentes químicos, drogas, bacterias, infecciones parasitarias, etc.

La hepatitis C es una inflamación del hígado causada por un virus, puede producir ictericia, fiebre y cirrosis.

La cirrosis es una enfermedad crónica del hígado que daña al tejido hepático produciendo: cicatrices en el hígado, fibrosis, disminución de la función hepática, ascitis, coagulopatía, trastorno de la función cerebral; la causa principal de la cirrosis es el consumo excesivo de alcohol.

Otras enfermedades que afectan al hígado son los abscesos debidos a bacterias. Los tumores (cáncer incluido), infiltraciones de sustancias extrañas, tejido inflamado de forma crónica.

TRATAMIENTO CON REIKI

Sesiones de Reiki completa, además colocaremos nuestras manos siguiendo el Método de Curación por Guías de Mikao Usui Sensei en:

- ✓ Vértebras Torácicas T8, T9, T10; especialmente el lado derecho.
- ✓ Omoplatos.

HIPERTENSION ARTERIAL

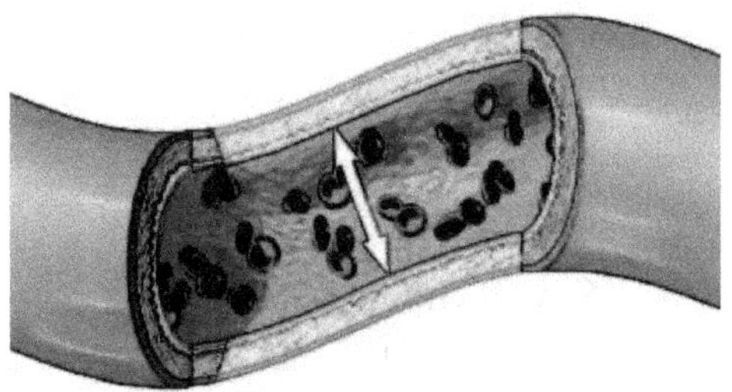

La *hipertensión arterial* es un padecimiento crónico de etiología variada y que se caracteriza por el aumento sostenido de la presión arterial, ya sea sistólica, diastólica o de ambas.

La hipertensión, también conocida como tensión arterial alta o elevada, es un trastorno en el que los vasos sanguíneos tienen una tensión persistentemente alta, lo que puede dañarlos. Cada vez que el corazón late, bombea sangre a los vasos, que llevan la sangre a todas las partes del cuerpo. La tensión arterial es la fuerza que ejerce la sangre contra las paredes de los vasos (arterias) al ser bombeada por el corazón. Cuanta más alta es la tensión, más esfuerzo tiene que realizar el corazón para bombear.

La tensión arterial normal en adultos es de 120 mm Hg1 cuando el corazón late (tensión sistólica) y de 80 mm Hg cuando el corazón se relaja (tensión diastólica). Cuando la tensión sistólica es igual o superior a 140 mm Hg y/o la tensión diastólica es igual o superior a 90 mm Hg, la tensión arterial se considera alta o elevada.

La mayoría de las personas con hipertensión no muestra ningún síntoma; por ello se le conoce como el "asesino silencioso". En ocasiones, la hipertensión causa síntomas como dolor de cabeza, dificultad respiratoria, vértigos, dolor torácico, palpitaciones del corazón y hemorragias nasales, pero no siempre.

Peligros de la Hipertensión Arterial

Cuanta más alta es la tensión arterial, mayor es el riesgo de daño al corazón y a los vasos sanguíneos de órganos principales como el cerebro y los riñones. La hipertensión es la causa prevenible más importante de enfermedades cardiovasculares y ACV del mundo.

Si no se controla, la hipertensión puede provocar un infarto de miocardio, un ensanchamiento del corazón y, a la larga, una insuficiencia cardiaca. Los vasos sanguíneos pueden desarrollar protuberancias (aneurismas) y zonas débiles que los hacen más susceptibles de obstruirse y romperse. La tensión arterial puede ocasionar que la sangre se filtre en el cerebro y provocar un accidente cerebrovascular. La hipertensión también puede provocar deficiencia renal, ceguera y deterioro cognitivo.

Las consecuencias de la hipertensión para la salud se pueden agravar por otros factores que aumentan las probabilidades de sufrir un infarto de miocardio, un accidente cerebrovascular o insuficiencia renal. Entre ellos cabe citar el consumo de tabaco, una dieta poco saludable, el uso nocivo del alcohol, la inactividad física y la exposición a un estrés permanente, así como la obesidad, el colesterol alto y la diabetes mellitus.

Prevención y tratamientos de la Hipertensión Arterial

Todos los adultos deberían medirse su tensión arterial periódicamente, ya que es importante conocer los valores. Si esta es elevada, han de consultar a un profesional sanitario.

A algunas personas les basta con modificar su modo de vida para controlar la tensión arterial, como abandonar el consumo de tabaco, adoptar una dieta saludable, hacer ejercicio con asiduidad y evitar el uso nocivo del alcohol. La reducción de la ingesta de sal también puede ayudar. A otras personas, estos cambios les resultan insuficientes y necesitan tomar medicamentos con prescripción médica.

Los adultos pueden contribuir al tratamiento tomando la medicación prescrita, cambiando su modo de vida y vigilando su salud.

Las personas con hipertensión que también tienen un alto nivel de azúcar en sangre, hipercolesterolemia o insuficiencia renal corren un riesgo incluso mayor de sufrir un infarto de miocardio o un accidente cerebrovascular. Por tanto, es importante hacerse revisiones periódicas de la cantidad de azúcar y de colesterol en sangre y del nivel de albúmina en la orina.

Todos podemos adoptar cinco medidas para minimizar las probabilidades de padecer hipertensión y sus consecuencias adversas:

- Dieta saludable.
- Limitar la ingesta de alcohol.
- Realizar actividad física.
- Abandonar el consumo del alcohol.
- Gestionar el stress.

TRATAMIENTO CON REIKI

Realizar tratamientos completos y adicionar las siguientes posiciones:

- ✓ Zona occipital y cuello (posterior) (3 minutos)
- ✓ Posición del cuello, quinto Chakra (3 minutos)
- ✓ Posteriormente realizar las siguientes posiciones durante unos cinco minutos:
- ✓ Corona
- ✓ Zona occipital y frente
- ✓ Sienes
- ✓ Chakra cardiaco
- ✓ Tercer Chakra y estomago
- ✓ Tándem
- ✓ Riñones.

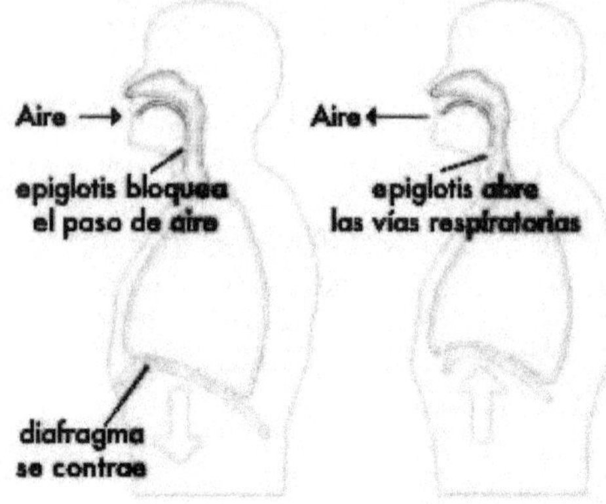

El *hipo* es un movimiento convulsivo e involuntario del diafragma que se va repitiendo a intervalos más o menos regulares, fuerza a los pulmones a expulsar aire de manera brusca y entrecortada y va acompañado de un sonido característico. El hipo no parece desempeñar ninguna función fisiológica.

A veces el diafragma se irrita y éste sube de forma brusca y hace que la respiración sea anormal. Cuando esta respiración llega a la laringe, se produce el hipo.

El diafragma se puede irritar:

- Por comer en gran cantidad o demasiado rápido.
- Por una indisposición en el estómago o la garganta.
- Por abuso del alcohol.
- Por estado de tensión nerviosa.

Los casos de hipo suelen durar sólo unos minutos, cuando duran días o semanas es signo de otro trastorno médico.

A veces cuando permanece largo tiempo produce:

- Insomnio.
- Pérdida de peso.
- Bloqueo aurículo-ventricular.

En caso de hipo persistente es aquel que dura más de 48 horas. En estos casos los pacientes deben tener una atención médica que evalúe.

TRATAMIENTO CON REIKI

Realizar tratamiento completo, utilizaremos el símbolo de poder y lo implantaremos con nuestras manos o con la mirada Reiki (con nuestra vista) en la zona del diafragma. Adicionalmente colocaremos nuestras manos en las siguientes posiciones:

- ✓ Hemisferios cerebrales
- ✓ Diafragma
- ✓ Vientre

Además, colocaremos nuestras manos siguiendo el Método de Curación por Guías de Mikao Usui Sensei en:

- ✓ Frente
- ✓ Diafragma (nuevamente)
- ✓ Vértebras Cervicales C3, C4, C5

INFECCIONES VAGINALES

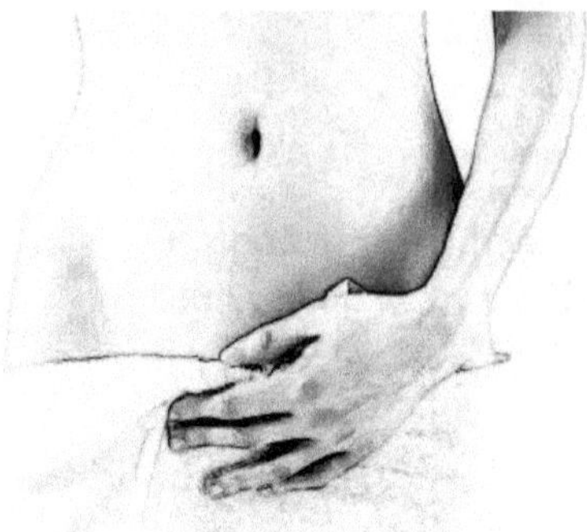

Las *infecciones vaginales* afectan a mujeres de todas las edades, tanto a las que están activas sexualmente, como a las que no lo están. La mayoría de las mujeres han tenido por lo menos una infección vaginal en su vida.

Las causas más comunes de las infecciones vaginales son:

- Las infecciones por hongos.
- La vaginosis bacteriana.
- La tricomoniasis.

Signos y síntomas de una infección vaginal:

- Olor vaginal.
- Picor vaginal.
- Ardor vaginal.
- Dolor o irritación al orinar o al mantener relaciones sexuales.
- Secreción diferente de la normal.

Las infecciones por hongos: son una causa frecuente de irritación de la vagina y la vulva en el contorno de la abertura de la vaginal. Estas infecciones las causa un hongo llamado Cándida. Cambios hormonales y el uso de antibióticos son causa frecuente de infecciones por hongos.

Los síntomas de infecciones vaginales por hongos son:

- Picazón, escozor e irritación de la vagina.
- Picazón, enrojecimiento e irritación de la vulva.
- Micción o coito dolorosos.
- Secreción vaginal anormal.

¿Qué causa las infecciones vaginales por hongos?

Es poco común que las infecciones por hongos se transmitan por contacto sexual.

Infecciones por bacterias:

- *Estreptococos del grupo B (GBS).* Peligrosos para la salud del feto en embarazadas. Produce secreciones de color verdoso amarillo.
- *Tricomonas:* se transmite mediante relaciones sexuales.
- *Clamidias:* se contagian vía relaciones sexuales y junto con la sífilis y la gonorrea constituyen las enfermedades bacterianas sexuales más habituales. Producen secreciones poco espesas y poco coloreadas.
- *Gardnerella:* se contagia mediante la relación sexual. Produce secreciones de color grisáceo.
- *Gonorrea:* es la enfermedad de transmisión sexual más habitual.

- *La Tricomoniasis*: Es otra forma común de vaginitis. Es causada por un parásito unicelular llamado Trichomonas Vaginalis. Se transmite a través de las relaciones sexuales. El parásito afecta a la vagina, la uretra y la vejiga. Como vive tanto en el hombre como en la mujer, ambos compañeros de relaciones sexuales necesitan tratamiento.

TRATAMIENTO CON REIKI

Realizar tratamiento completo; detenerse en periodos más largos en la entrepierna.

INFERTILIDAD

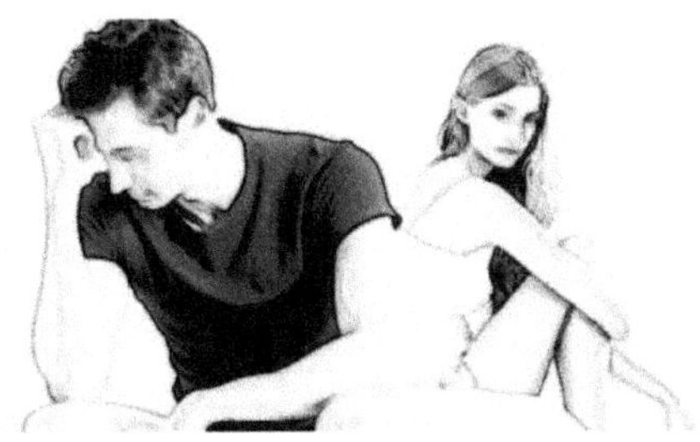

La *infertilidad* es una condición que afecta a la pareja, en donde ésta se ve imposibilitada para concebir un hijo naturalmente o de llevar un embarazo a término, después de 1 año de relaciones sexuales constantes (mínimo 3 veces por semana sin uso de método anticonceptivo.

En la mujer, la esterilidad en un porcentaje muy elevado se debe a estas causas, sobre todo:

Anovulación: cuando el óvulo no es expulsado por el ovario (no alcanza la madurez o no se ha formado).

Factor Tuboperitoneal: las Trompas de Falopio tienen algún tipo de lesión.

Otros factores: medicación con antidepresivos o esteroides. Obesidad, asma, depresión, enfermedad del tiroides, cáncer, diabetes 2, enfermedades crónicas y de transmisión sexual, miomas, etc.

En el hombre es necesario una función normal en la erección y eyaculación, como también es necesario que los espermatozoides funcionen perfectamente. Hay infertilidad masculina cuando se producen:

Alteraciones de la producción del semen: bajo conteo de espermios y de mala calidad.

Alteraciones del tracto genital: impotencia eréctil, ausencia de eyaculación o imposibilidad de eyacular en el fondo de la vagina durante el coito.

Existen también otros factores y problemas, tanto de raíz masculina como de raíz femenina, que impiden la fertilidad normal. La solución a estos trastornos y problemas de fertilidad pertenecen en primer lugar a la medicina alópata.

El médico especialista es el que debe diagnosticar y solucionar el problema de fertilidad.

TRATAMIENTO CON REIKI

Realizar tratamientos completos y periódicos, ojalá para ambos integrantes de la pareja, utilizar SHK en la corona y CHK en el segundo y primer Chakra tanto del hombre como de la mujer.

Adicionalmente colocar las manos en las siguientes posiciones:

En la mujer: área del útero, útero, ambos lados y ovarios.

En el hombre: órganos genitales.

INSOMNIO

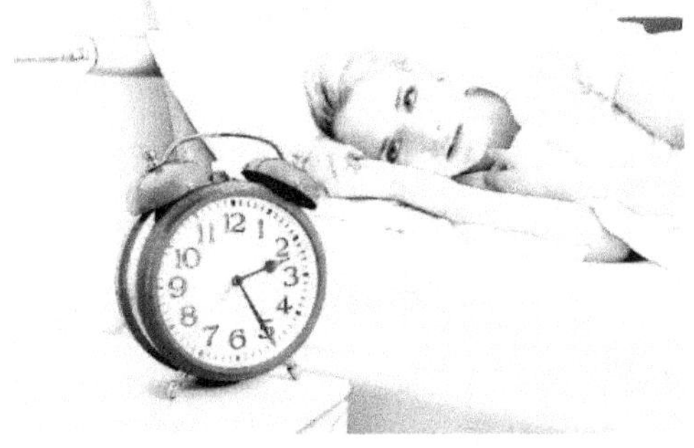

El *insomnio* es la dificultad para conciliar el sueño, permanecer dormido durante la noche o despertarse demasiado temprano en la mañana. Los episodios de insomnio pueden aparecer o desaparecer o ser duraderos. La calidad del sueño es tan importante como la cantidad de éste que usted tenga.

Causas

Los hábitos de sueño que aprendimos de niños pueden afectar nuestros comportamientos de sueño como adultos. Los malos hábitos del sueño o del estilo de vida que pueden causar insomnio o empeorarlo incluyen:

- Acostarse a una hora diferente cada noche
- Hacer siestas diurnas
- Baja calidad del ambiente para dormir, como demasiada luz o demasiado ruido
- Pasar demasiado tiempo en la cama mientras se está despierto
- Trabajar turnos al caer de la tarde o de noche
- No hacer suficiente ejercicio
- Ver televisión, utilizar la computadora o un dispositivo móvil en la cama.

El uso de algunos medicamentos y fármacos puede también afectar el sueño, como:

- Alcohol y/u otras drogas
- Tabaquismo excesivo
- Consumo excesivo de cafeína durante el día o tomarla al final de este.
- Acostumbrarse al uso de ciertos tipos de medicamentos para dormir.
- Las cuestiones de salud mental, social y física pueden afectar los patrones de sueño, como:
- Trastorno bipolar
- Sentirse triste o deprimido.
- Estrés y ansiedad, ya sea de corta o de larga duración. Para algunas personas, el estrés causado por el insomnio dificulta incluso más la conciliación del sueño.

Síntomas

Las quejas o síntomas más comunes de las personas con insomnio son:

- Dificultad para quedarse dormido en la mayoría de las noches.
- Sentirse cansado o quedarse dormido durante el día.
- No sentirse renovado al despertar.
- Despertar varias veces durante el sueño.

TRATAMIENTO CON REIKI

Una de las características del Reiki al ser aplicado a un paciente es la profunda relajación que la mayoría logra, quedándose dormidos muchos de ellos durante la sesión.

Como Reiki no actúa solamente durante la sesión propiamente tal, sino que sus efectos se extienden en el tiempo, el paciente logra profundo estado de relajación no tan solo física, sino que también mental, propiciando el sueño y el descanso, liberando el stress.

Realizar tratamiento completo, adicionalmente colocar las manos por más tiempo en las siguientes posiciones:

- ✓ Chakra corona
- ✓ Frente y occipital
- ✓ Sienes
- ✓ Cuarto Chakra
- ✓ Segundo Chakra
- ✓ Planta de los pies

OJO HUMANO

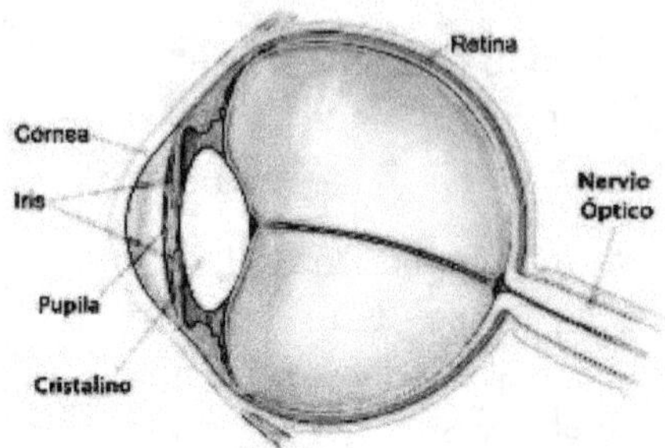

El *ojo* humano es un órgano foto receptor, cuya función, consiste en recibir los rayos luminosos procedentes de los objetos presentes en el mundo exterior y transformarlos en impulsos eléctricos que son conducidos al centro nervioso de la visión en el cerebro.

Para que una persona tenga visión perfecta, todos los componentes del ojo deben funcionar correctamente. De lo contrario, las enfermedades de los ojos y los errores de refracción pueden ocasionar defectos en la visión.

Partes del ojo:

- Esclerótica: membrana que rodea el ojo.
- Córnea: parte transparente anterior.
- Iris: diafragma tras la córnea.
- Pupila: apertura del iris.
- Cristalino: unido por ligamentos al músculo ciliar, que divide al ojo en dos partes: humor vítreo (posterior) y humor acuoso (anterior).
- La retina: envoltura interna del ojo donde el cristalino enfoca las imágenes.
- Nervio óptico: sale de la retina por un punto llamado ciego y va al cerebro.

Enfermedades de los ojos:

Miopía: es un defecto de la vista que consiste en una visión defectuosa de los objetos distantes.

Hipermetropía: este defecto visual se caracteriza principalmente por la dificultad de ver con claridad los objetos situados cerca de los ojos.

Presbicia: es un defecto que consiste en la disminución de la capacidad de acomodación del ojo para ver los objetos de cerca.

Astigmatismo: es una imperfección del ojo, que hace confusa la visión.

Cataratas: es frecuente que al envejecer el cristalino se vuelva opaco y no permita el paso de la luz.

Blefaritis: párpados con costra y enrojecidos, párpados inflamados, párpados con ardor y picazón, sensación granular al parpadear, pérdida de pestañas, sensibilidad a la luz, dolor en el ojo.

Conjuntivitis: lagrimeo aumentado, dolor de ojos, enrojecimiento de ojos, sensación arenosa en los ojos, visión borrosa, sensibilidad a la luz, costras formadas en el párpado durante la noche.

Uveítis: enrojecimiento de ojos, ardor, prurito y secreción del ojo, visión borrosa, sensibilidad a la luz, manchas oscuras que flotan, pupilas pequeñas, dolor en el ojo.

TRATAMIENTO CON REIKI

Entregar Reiki con sesiones completas, adicionalmente tratar con tiempo extra las siguientes posiciones:

- ✓ Ojos
- ✓ Sienes
- ✓ Vértebras Cervicales C1 C2 C3
- ✓ Plantas de los pies.

OSTEOPOROSIS

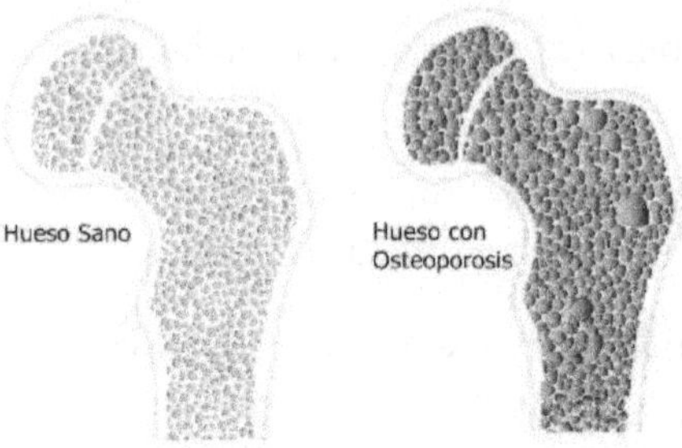

La *Osteoporosis* es el adelgazamiento del tejido óseo y la pérdida de la densidad en los huesos con el tiempo.

En esta enfermedad disminuyen los minerales en el hueso y este pierde fuerza en la parte trabecular y se reduce la zona cortical por un defecto en la absorción del calcio. Esto hace que los huesos se vuelvan quebradizos y se rompan. La densitometría ósea mide la densidad mineral de los huesos.

Esta enfermedad se produce sobre todo en mujeres amenorreicas o después de la menopausia al disminuir el número de estrógenos y otras hormonas. Entonces es cuando el organismo no es capaz de formar suficiente hueso nuevo, reabsorbiendo el hueso antiguo en una gran cantidad.

Como consejos prácticos para la prevención pueden ser: evitar el consumo de alcohol en exceso. No fumar y hacer ejercicio.

Conforme vamos envejeciendo el organismo absorbe de nuevo el calcio y el fósforo de los huesos, por lo que el tejido óseo se vuelve más débil. Esto hace que nuestros huesos sean frágiles y quebradizos, y, por lo tanto, más propensos a fracturas. A veces, la enfermedad se descubre en sus etapas más avanzadas, porque la persona ha sufrido una fractura.

Los síntomas que pueden aparecer en la enfermedad avanzada son:

- Dolor óseo.
- Fracturas.
- Pérdida de estatura con el tiempo.
- Lumbago por fracturas de los huesos de la columna.
- Postura encorvada

La nutrición es un factor importantísimo, por lo que la ingesta de calcio es necesaria para soportar el crecimiento óseo, la reparación ósea y mantener la fortaleza ósea.

Las causas principales de la osteoporosis son la disminución de estrógenos en las mujeres (menopausia), y la disminución de tosterona en los hombres. Mujeres mayores de 50 años y hombres mayores de 70 tienen un riesgo más alto de sufrir osteoporosis.

TRATAMIENTOS CON REIKI

Realizar tratamientos completos, nos detendremos por más tiempo en las zonas afectadas, tanto por la parte frontal del cuerpo como de la posterior.

PARKINSON

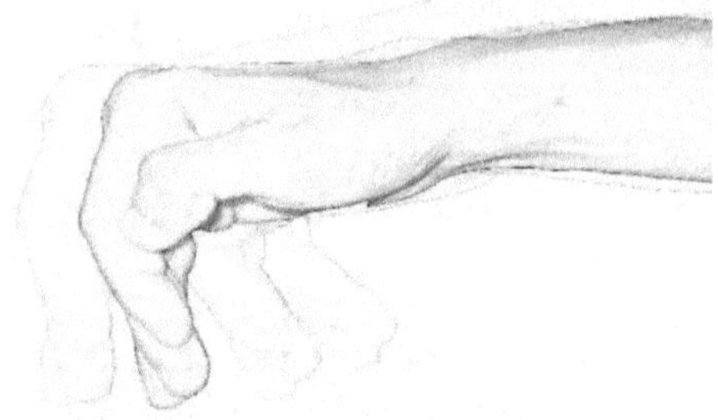

La *enfermedad de Parkinson* es un tipo de trastorno del movimiento. Ocurre cuando las células nerviosas (neuronas) no producen suficiente cantidad de una sustancia química importante en el cerebro conocida como dopamina. Algunos casos son genéticos pero la mayoría no parece darse entre miembros de una misma familia.

Los síntomas comienzan lentamente, en general, en un lado del cuerpo. Luego afectan ambos lados. Algunos son:

- Temblor en las manos, los brazos, las piernas, la mandíbula y la cara
- Rigidez en los brazos, las piernas y el tronco
- Lentitud de los movimientos
- Problemas de equilibrio y coordinación

A medida que los síntomas empeoran, las personas con la enfermedad pueden tener dificultades para caminar o hacer labores simples. También pueden tener problemas como depresión, trastornos del sueño o dificultades para masticar, tragar o hablar.

No existe un examen de diagnóstico para esta enfermedad. Los doctores usan el historial del paciente y un examen neurológico para diagnosticarlo.

La dopamina es un compuesto químico que las neuronas del cerebro utilizan para controlar los movimientos musculares. Conforme se van destruyendo estas neuronas el mal del Parkinson va apareciendo.

La causa por la cual estas neuronas se desgastan y destruyen se desconoce todavía.

Síntomas

En general, se conocen más los síntomas motores de la enfermedad de Parkinson, ya que estos son los signos del trastorno que se observan desde el exterior. Estos síntomas principales de la enfermedad incluyen los siguientes:

- Bradicinesia (lentitud en los movimientos): desaceleración o pérdida de los movimientos espontáneos y voluntarios
- Rigidez: inflexibilidad inusual en una extremidad u otra parte del cuerpo
- Temblor de reposo: un movimiento incontrolable que afecta una extremidad cuando está en reposo y desaparece durante un movimiento voluntario
- También aparecen otros síntomas motores en esta enfermedad:
- Inestabilidad postural: problemas al estar de pie o al caminar, o disminución del equilibrio y la coordinación
- Además, pueden aparecer otros síntomas físicos, como dificultades en la marcha y una disminución de las expresiones faciales, debido a la misma perturbación de los movimientos que provocan el conocido temblor y la lentitud.

TRATAMIENTO CON REIKI

Como el tratamiento contra el Parkinson es agresivo, Reiki ayudará a contra restar les efectos secundarios del mismo. Para ello realizaremos tratamientos completos, adicionalmente haremos las siguientes posiciones:

- ✓ Lóbulo frontal
- ✓ Cerebelo
- ✓ Sienes
- ✓ Medula espinal
- ✓ Plexo solar
- ✓ Rodilla
- ✓ Plantas de los pies.

PERDIDA DE CABELLO

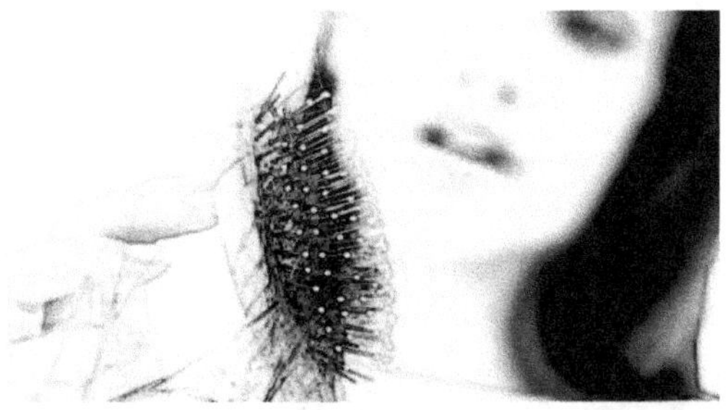

La *pérdida parcial o total del cabello* se denomina alopecia. La pérdida del cabello se presenta gradualmente y puede suceder por parches o generalizada (difusa). Las personas pierden aproximadamente 100 cabellos de la cabeza todos los días. El cuero cabelludo contiene alrededor de 100,000 cabellos.

Causas

HERENCIA

Tanto hombres como mujeres tienden a perder grosor y cantidad del cabello con la edad. Este tipo de calvicie por lo regular no es causado por una enfermedad y está relacionada con el envejecimiento, la herencia y cambios en la hormona testosterona. La calvicie hereditaria o "de patrón" afecta mucho más a los hombres que a las mujeres. La calvicie de patrón masculina puede suceder en cualquier momento después de la pubertad.

ESTRÉS FISICO O EMOCIONAL

El estrés físico o emocional puede causar la caída de la mitad hasta tres cuartos del cabello en el cuero cabelludo. Este tipo de pérdida de cabello se denomina efluvio telógeno. El cabello tiende a salir en manojos mientras se aplica el champú, se peina o se pasan las manos a través del pelo. El efluvio telógeno generalmente es temporal, pero puede volverse prolongado (crónico).

Las causas de este tipo de caída del cabello son:

- Fiebre alta o infección grave
- Parto
- Cirugía mayor, enfermedad grave, sangrado súbito
- Estrés emocional intenso
- Dietas drásticas, especialmente las que no contienen suficiente proteína
- Fármacos, incluso retinoides, pastillas anticonceptivas, betabloqueadores, bloqueadores de los canales del calcio, ciertos antidepresivos, AINE (entre ellos, ibuprofeno)

Algunas mujeres de 30 a 60 años pueden notar un adelgazamiento del cabello que afecta todo el cuero cabelludo. La pérdida de cabello puede ser abundante al principio, y luego disminuye o se detiene de manera gradual. No existe ninguna causa conocida para este tipo de efluvio telógeno.

OTRAS CAUSAS

Otras causas de la pérdida de cabello, especialmente si es un patrón inusual incluyen:

- Alopecia areata (parches de calvicie que se dan en el cuero cabelludo, la barba y posiblemente las cejas. Las pestañas también se pueden caer).
- Anemia.
- Trastornos auto inmunitarios como el lupus.
- Quemaduras.
- Ciertas enfermedades infecciosas como la sífilis.
- Uso excesivo de champú y secador.
- Cambios hormonales.
- Enfermedades tiroideas.
- Hábitos nerviosos como arrancarse el cabello continuamente o frotarse el cuero cabelludo.
- Radioterapia.

- Tumor del ovario o de las glándulas suprarrenales.
- Peinados que ponen demasiada tensión en los folículos del cabello.

TRATAMIENTO CON REIKI

El Reiki además de sanar los problemas físicos y emocionales también trata los problemas del subconsciente, tratando la causa, por lo tanto, desaparecida la causa, desaparece el efecto.

Dar tratamientos completos, adicionalmente realizaremos las siguientes posiciones:

- ✓ Frente
- ✓ Sienes
- ✓ Estomago
- ✓ Tándem
- ✓ Zona occipital
- ✓ Riñones

Recomendación trabajar con SHK y CHK

PRÓSTATA

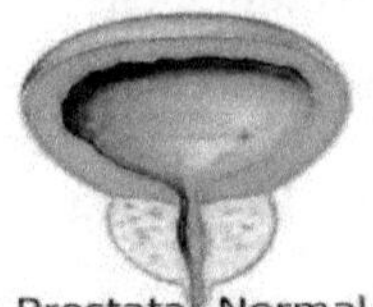

Prostata Normal

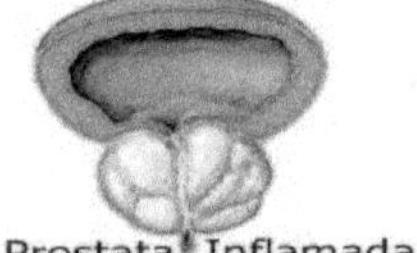

Prostata Inflamada

La *próstata* es un órgano glandular, con forma de nuez, del aparato genitourinario masculino. Se encuentra enfrente del recto y a la salida de la vejiga urinaria. Contiene células que producen un líquido que protege y nutre a los espermatozoides que hay en el semen. La próstata rodea la primera parte de la uretra por donde circula la orina y el semen hasta el pene.

Desde el desarrollo del feto las hormonas masculinas estimulan la glándula prostática y continúa su crecimiento hasta la edad adulta y mientras se producen las hormonas masculinas mantienen su tamaño.

Enfermedades más frecuentes de próstata:

Prostatitis. Es una inflamación de la próstata que puede ser infecciosa o no. Las prostatitis agudas pueden ser causadas por enfermedades de transmisión sexual. El tratamiento antibiótico actúa lentamente en las prostatitis.

Hipertrofia benigna de próstata. Son cambios normales que sufre la próstata en los hombres a medida que envejecen. La irritación de la vejiga (urgencia para orinar, chorro de orina flojo, levantarse mucho a orinar, etc., a esto se denomina prostatismo). Favorece las infecciones urinarias.

El cáncer de próstata. Mediante una biopsia de próstata, se diagnostica la presencia del mismo. En muy pocos casos el cáncer es agresivo y los tratamientos suelen ser buenos. La mayoría de los hombres con cáncer de próstata mueren por causas naturales muchos años después sin que el cáncer les afecte la calidad de vida.

Resumiendo:

1.- La próstata es una glándula.

2.- Ayuda a producir semen.

3.- Rodea el conducto que lleva la orina al exterior.

4.- La próstata de un joven es del tamaño de una nuez.

5.- Con la edad aumenta de tamaño.

6.- El aumento de tamaño es común después de los 50 años.

7.- A más edad más probabilidades de tener problemas prostáticos.

TRATAMIENTOS CON REIKI

Realizar tratamiento completo y adicionalmente entregar Reiki en las siguientes posiciones:

- ✓ Riñones
- ✓ Vejiga
- ✓ Entre pierna
- ✓ Planta de los pies.

TRASTORNO BIPOLAR

El *trastorno bipolar* es una grave enfermedad del cerebro. También se llama enfermedad maníaco-depresiva. Los que sufren del trastorno bipolar experimentan cambios de ánimo inusuales. A veces se sienten muy felices y "animados" y mucho más activos que de costumbre. Esto se llama manía. Y a veces los que sufren del trastorno bipolar se sienten muy tristes y "deprimidos" y son mucho menos activos. Esto se llama depresión. El trastorno bipolar también puede provocar cambios en la energía y el comportamiento.

El trastorno bipolar no es lo mismo que los altibajos que experimentan todas las personas. Los síntomas bipolares son más potentes. Pueden dañar las relaciones entre personas y hacer que sea más difícil ir a la escuela o conservar un empleo. También pueden ser peligrosos. Algunas personas que sufren del trastorno bipolar intentan hacerse daño o suicidarse.

Los que sufren del trastorno bipolar pueden obtener tratamiento. Con ayuda pueden mejorar y llevar vidas exitosas.

Cualquier persona puede desarrollar el trastorno bipolar. A menudo comienza en las últimas etapas de la adolescencia o al principio de la adultez. Pero también niños y adultos pueden sufrir del trastorno bipolar. Generalmente la enfermedad dura toda la vida.

Los cambios de estado de ánimo bipolares se llaman "episodios anímicos". Las personas pueden tener episodios maníacos, depresivos, o "mixtos". Un episodio mixto incluye síntomas tanto maníacos como depresivos. Estos episodios anímicos provocan síntomas que duran una semana o dos y a veces más. Durante un episodio, los síntomas se presentan todos los días durante la mayor parte del día.

Los episodios anímicos son intensos. Las emociones son fuertes y ocurren junto con cambios extremos en los niveles de comportamiento y energía.

Los que sufren un episodio maníaco pueden:

- Sentirse muy "alegres" o "animados"
- Sentirse muy "nerviosos" o "alterados/ansiosos"
- Hablar muy rápido de muchas cosas distintas
- Estar inquietos, irritados, o "sensibles"
- Tener problemas para relajarse o dormir
- Creerse capaz de hacer muchas cosas a la vez y estar más activos de lo común
- Hacer cosas arriesgadas, como gastar mucho dinero o tener sexo sin cuidado alguno.

Los que sufren un episodio depresivo pueden:

- Sentirse muy "deprimidos" o tristes
- Sentirse preocupados y vacíos
- Tener problemas para concentrarse
- Olvidarse mucho las cosas
- Perder el interés en actividades divertidas y volverse menos activos
- Sentirse cansados o sin energía
- Tener dificultad para dormir
- Pensar en la muerte o el suicidio.

Causas

Varios factores pueden contribuir al trastorno bipolar, entre ellos:

- Los genes, porque la enfermedad es hereditaria
- La anormalidad en la estructura y función del cerebro

Las causas del trastorno bipolar no siempre son claras. Los científicos están tratando de obtener más información sobre el trastorno a través de estudios. Estas investigaciones quizás puedan ayudar a los médicos a predecir si una persona sufrirá del trastorno bipolar.

TRATAMIENTO CON REIKI

Realizar tratamientos completos en forma periódica, sin apurar los procesos propios de cada paciente, respetar sus tiempos. Adicionalmente colocar las manos en las siguientes posiciones:

- ✓ Posiciones de la cabeza
- ✓ Garganta
- ✓ Plexo solar
- ✓ Primer Chakra
- ✓ Rodillas
- ✓ Plantas de los pies.

Utilizar Técnica de Programación Mental – Emocional del Segundo Nivel utilizando los símbolos SHK y CHK.

VARICES

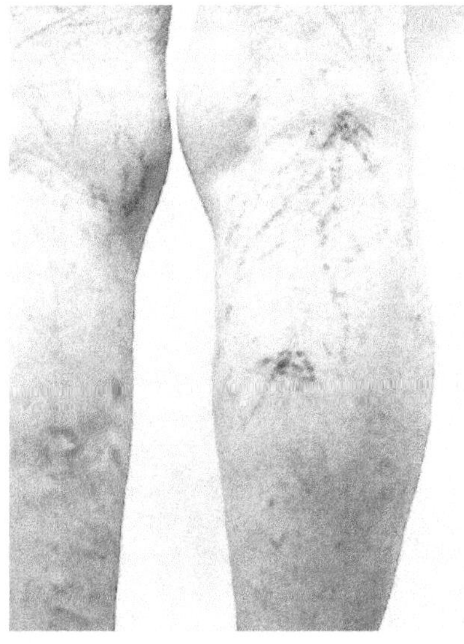

Las *varices* son una enfermedad que afecta sobre todo a las venas de las piernas. Las venas se ensanchan, dilatan y se vuelven tortuosas, por diversos factores. Una de cada diez personas las padece y su aparición es más frecuente en las mujeres.

Las varices se forman por un mal funcionamiento de las válvulas de las venas de las piernas, estas válvulas ayudan a que la sangre siga su camino hacia el corazón. Sin embargo, pueden funcionar mal, por lo que la sangre se estanca en las venas, ensanchándolas y haciéndolas insuficientes.

Causas

Entre las principales causas de la aparición de varices destacan tres.

En primer lugar, y si se trata de varices primarias, están las válvulas congénitamente defectuosas. Las válvulas son responsables de hacer circular la sangre hacia el corazón, por lo que si no funcionan correctamente la sangre se acumula en la vena provocando su hinchazón.

La tromboflebitis provoca el mismo efecto. En este caso, son trombos, o lo que es lo mismo, coágulos, los que dificultan la circulación. Esta situación puede darse, por ejemplo, tras prolongados periodos de reposo en cama.

La tercera causa más probable para la aparición de varices es el embarazo. Por suerte, las varices que aparecen durante el período de gestación son secundarias y tienden a desaparecer entre dos y tres semanas después del parto.

Síntomas:

Las manifestaciones clínicas más comunes son:

- Pesadez de piernas.
- Aparición de varices con venas visibles.
- Edema.
- Hinchazón.
- Aparición de dolor.
- Calambres.
- Sensación de entumecimiento o endurecimiento.
- En fases más más avanzadas de la enfermedad pueden aparecer úlceras venosas, dermatitis ocre (oscurecimiento de la piel), o el sangrado en varices complicadas.

Tipos de varices

Existen diferentes formas de clasificar las varices. La principal, a nivel médico, es la clasificación CEAP, que establece una graduación de las varices en función de la presentación clínica, de la etiología, de la anatomía de la vena y de la patofisiología de la misma.

Se pueden establecer dos tipos:

- *Varices superficiales:* Es el tipo más frecuente. Conocidas como telangiectasias o arañas vasculares son varices de pequeño tamaño, muy visibles, que suelen causar preocupación.
- *Varices tronculares:* Pueden presentar diferentes grados de dilatación y son las varices propiamente dichas: venas dilatadas y que pueden ser más o menos visibles.

TRATAMIENTO CON REIKI

Realizar tratamientos completos, adicionalmente tratar ambas piernas en las siguientes posiciones:

- ✓ Una mano en la ingle y la otra en la cara interna del muslo.
- ✓ Una mano en el hueco poplíteo y la otra en la planta del pie.

TROMBOSIS DE LA VENA HEPATICA

(SINDROME DE BUDD-CHIARI)

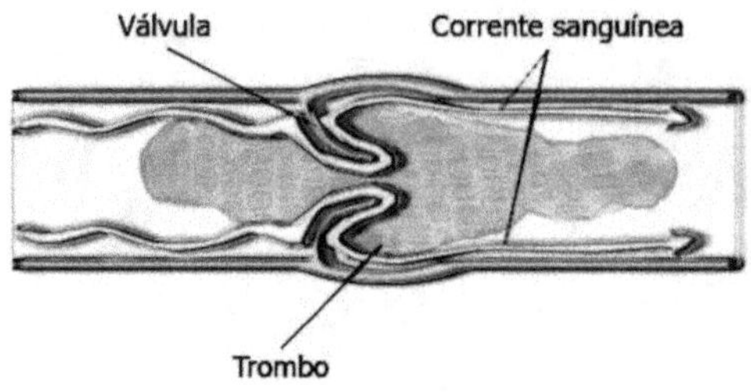

Este trastorno es causado por coágulos de sangre que obstruyen de una forma parcial o completa las grandes venas que drenan el hígado.

Aunque no se conoce la causa de la aparición de este síndrome; existen más probabilidad de coágulos de sangre en un embarazo o también en una drepanocitosis. También se le ha asociado a la administración de quimioterapia y a otras enfermedades asociadas al híper coagulación de la sangre.

Los síntomas son de aparición repentina, lo que es grave, y en ocasiones se presentan gradualmente. El hígado se llena de sangre y causa dolor. La acumulación de sangre en el hígado aumenta la presión de la vena porta, al cabo de varias semanas, meses, puede aparecer ictericia, fiebre y otros síntomas de insuficiencia hepática.

A veces los coágulos se agrandan tanto que obstruyen la vena cava inferior, causando un aumento del volumen en piernas y abdomen.

En cuanto al diagnóstico, las radiografías de las venas permiten ver la ubicación de la oclusión. Las imágenes con resonancia magnética, una biopsia del hígado, una ecografía, etc., pueden ayudar a diagnosticar el síndrome de Budd-Chiari.

En cuanto al tratamiento, si la vena no está obstruida, aunque se haya estrechado, se pueden usar anticoagulantes o trombo líticos. También se puede utilizar la cirugía, si así se requiriera, uniendo la vena porta con la vena cava, descomprimiendo de este modo la vena porta.

TRATAMIENTO CON REIKI

Una vez diagnosticado y puesto en tratamiento el síndrome de Budd-Chiari, el Reiki puede acelerar el proceso de recuperación del paciente.

Realizar un tratamiento completo deteniéndose sobre todo en las partes afectadas por el trombo, también realizar las siguientes posiciones:

- ✓ Plexo solar
- ✓ Vientre
- ✓ Vejiga
- ✓ Riñones
- ✓ Cara interna de los muslos
- ✓ Plantas de los pies.

GLOSARIO

Acetilcolina: Sustancia química que actúa en la transmisión de los impulsos nerviosos.

Agorafobia: Temor obsesivo ante los espacios abiertos o descubiertos.

Alérgeno: Es una sustancia que puede provocar una reacción alérgica.

Amiloide: Que es rico en azúcar y se deposita en un tejido durante la amilosis.

Antihiperlipidémicos: Son fármacos que tiene la propiedad de disminuir los niveles de   lípidos en sangre.

Artralgias: Dolor articular

Ascitis: Acumulación de líquido seroso en la cavidad peritoneal.

Axón: Extensa y fina prolongación neuronal que comienza en una región denominada eminencia exónica.

Betabloqueadores: Son un grupo de fármacos con características diversas.

Cardiomegalia: Aumento anormal del volumen del corazón.

Cistina: Aminoácido que resulta beneficioso para evitar la caída del cabello.

Coagulopatía: Es cuando la sangre no coagula correctamente.

Dislipidemia: Elevación anormal de concentración de grasas en la sangre.

Drepanocitosis: Enfermedad genética hereditaria de la sangre.

Escoliosis: Curvatura de los huesos y vertebras de la espalda.

Estruvita: Es un mineral de la clase de los minerales fosfatos.

Fémur: Hueso del muslo.

Fibrosis: Formación patológica de tejido fibroso en un órgano del cuerpo.

Glucógeno: Sustancia blanca y amorfa que se encuentra en abundancia en el hígado y en los músculos.

Hernia Hiatal: Es una afección en la cual una porción del estómago sobresale dentro del tórax.

Hernia: Que sobresale, que hace bulto.

Hipercolesterolemia: Exceso de colesterol malo.

Hiperglucemia: Aumento anormal de la cantidad de glucosa que hay en la sangre.

Hirsutismo: Crecimiento excesivo de vello.

Histamina: La histamina es un compuesto que actúa en el organismo como hormona.

Húmero: Hueso de la parte superior del brazo.

Inmunoglobulina: Proteína presente en el suero sanguíneo y otras secreciones.

Lupus: Enfermedad crónica del tejido conjuntivo que se caracteriza por la inflamación de los órganos afectados.

Macrófagos: Células del sistema inmunitario que se localizan en los tejidos y que tienen la función de fagocitar los cuerpos extraños que se introducen en el organismo.

Macroglosia: Agrandamiento de la lengua.

Mialgias: Dolor estomacal.

Micción: Acción de orinar.

Mielina: Sustancia que envuelve y protege los axones de ciertas células nerviosas.

Mioclónicas: Movimientos involuntarios, breves, bruscos y repentinos, a modo de sacudidas.

Neurocisticercosis: Enfermedad del sistema nervioso central de origen parasitario que genera una alta morbilidad.

Occipital (hueso): El hueso occipital es un hueso impar, central y simétrico del cráneo que constituye la parte posterior, inferior y media del cráneo.

Omoplatos: Son dos huesos, amplios, planos y con una forma vagamente triangular, que se localizan en la parte superior trasera, detrás de los hombros.

Osteo: Relacionado al hueso.

Perinatales: Se emplea para referirse a todo aquello que es en materia de tiempo inmediatamente anterior o posterior al momento del nacimiento del bebé.

Pólipos: Crecimientos anormales de tejido que surgen del capa interior o mucosa del intestino grueso.

Prognatismo: Agrandamiento de la mandíbula.

Prurito: Picor que se siente en una parte del cuerpo o en todo él y que provoca la necesidad o el deseo de rascarse.

Sinapsis: Mecanismo de comunicación entre dos o más neuronas.

Síndrome del túnel carpiano: Es una afección en la cual existe una presión excesiva en el nervio mediano en la zona de la muñeca.

Tándem: Zona ubicada dos a tres dedos bajo el ombligo.

Testosterona: Hormona sexual masculina segregada especialmente en el testículo, pero también, y en menor cantidad, en el ovario.

Tibia: Hueso de la espinilla.

Trastorno distímico: Estado de ánimo, crónicamente depresivo que está presente la mayor parte del día.

Tricomoniasis: Es una enfermedad de transmisión sexual (ETS) muy común causada por la infección transmitida por el parásito.

Trombolítico: Agente que logra una rápida disolución de los coágulos intravasculares.

Vaginosis: La vaginosis bacteriana es una infección superficial de la vagina que se caracteriza por un aumento de la flora anaeróbica.

Vulvodinia: Es una molestia vulvar crónica que puede tomar la forma de ardor y cualquier combinación de dolor.

BIBLIOGRAFÍA

http://www.dmedicina.com

https://medlineplus.gov Biblioteca Nacional de Medicina de EEUU

https://arthritisfoundation.org

http://www.niams.nih.gov

http://www.who.int Organización Mundial de la Salud

9 781731 163042